你就是身體之神

處음 만나는 알렉산더 테크닉

韓國首席亞歷山大技巧教練
傳授調整失衡身心
正確使用身體的新概念運動

前言

* 本書的每個章節皆經由重複檢查自身的姿勢動作，以及參考解剖學與亞歷山大技巧理論後，
  引導探索更好的活動方式。
* 只要掃描書中附上的 QR Code，即可觀賞對應部分的理論與活動之影片。
* 亞歷山大技巧的基本哲學是「與其增加，減少不必要的才更重要」。因此，文中會持續採用
  「變成」等被動式，而非「做……」「讓……」。

與亞歷山大技巧
初次相遇

動得對，
就夠了

金修延
김수연

Alexander
Technique

序

隨著電腦與智慧型手機的使用開始日常化後，烏龜頸症候群、腕隧道症候群也變成了你我不再陌生的詞彙。由於大家都說錯誤的姿勢是這類肌骨系統疾病的根源之一，因此強調正確姿勢的課程也如雨後春筍般出現。有人說「挺起胸膛向後拉可以矯正彎駝的姿勢」，也有人說「應該是把下巴往下壓」。在這些滿溢的資訊之中，究竟有沒有提到何謂正確的姿勢呢？

請掃描QR Code

仔細想想，其實我們從來沒有好好學習過在坐著或站立、走路時，應該如何活動與使用自己的身體。就算只是買了新的電子產品，我們都會仔細翻閱說明書逐一確認使用功能，怎麼卻一次也不曾想過要了解一下分分秒秒都辛苦活動著的自己的身體說明書呢？

這本書是關於如何將長久以來被棄置的身體恢復原狀的「我的身體使用說明書」。

不是「這種運動對平衡斜方肌很有幫助」、「用這個動作舒緩腰痛」之類的「頭痛醫頭、腳痛醫腳」式的各種運動，而是藉由亞歷山大技巧掌握自己能在人生之中、日常生活之中每一刻都在進行的日常生活姿勢，以及在各種活動中的良好實踐方法。

何謂「亞歷山大技巧」？

亞歷山大技巧（Alexander Technique），是由 F. M. 亞歷山大（Frederick Matthias Alexander）研發的技法；過去一百三十年間已經在英國、德國、美國等地成為正式認證的姿勢與活動的教育，同時也是廣泛活用於正統身心學（Somatics）的療法之一。

身心學（Somatics）：來自意指「完整且活生生的有機體」的希臘語語源 soma（σῶμα）身心學（Somatics），是統稱以心身一元論的觀點為基礎來處理身體與心理的各種療法。談論的不僅是指稱靜態、固態的「體」（body），而是把「身體」（soma）視作一個能夠在有機過程不斷適應環境，並且在變化的同時持續保有本質的生命系統。亞歷山大技巧、費登奎斯方法（Feldenkrais method）等，皆是相當具代表性的身心學療法。

在西方國家，亞歷山大技巧早已是身心發展教育領域廣為人知的學問。不僅教育學之父約翰‧杜威（John Dewey）曾主張必須將亞歷山大技巧納入公立教育課程，藉以培養兒童均衡思考與有意識的控制能力，動物生理學家廷貝亨（Nikolas Tinbergen）也曾在諾貝爾獎的頒獎典禮上，鼓勵推廣有辦法使人類沉浸於錯誤習慣的人體系統正常化的亞歷山大技巧。

亞歷山大技巧是經由刺激－反應的過程，發現一個人養成習慣的模式，並且透過找到新的反應協調自主行動的方法。換句話說，**即是重新認識固定的身體與心理習慣、緊張、疼痛、創傷等，藉以恢復原本柔軟、健康的自己的教育**。說得簡單些，其實就是找出對自己更好的姿勢與活動後，藉由改變習慣，幫助適應日常生活的方法。此外，亞歷山大技巧也經證實具有舒緩疼痛、改善呼吸與發聲、矯正姿勢、增強表現、平靜心靈、改善失眠、提高專注力等效果。

亞歷山大技巧是一種治療嗎？

在不同的醫學論文中，皆刊載了亞歷山大技巧對慢性疼痛具有一定效果的內容。在實際生活中，亞歷山大技巧也確實被活用來舒緩疼痛。只是，亞歷山大技巧不是處理疼痛部位的「治療」。

注重療效而非根源的常規治療可能只能暫時舒緩症狀，且復發的機率也很高。再加上，像是強化肌力、伸展等傳統的運動方式也會造成肌肉更加收縮而導致疼痛惡化。原因在於，當運動引起超過必要以上的壓力時，會使得人體系統原本設計來保護身體的肌肉變形，進而阻礙自然的活動、引發疼痛。

相反的，亞歷山大技巧注重的是造成疼痛原因的刺激，也就是產生壓力的情況，以及誘發疼痛的環境本身。因此，當重新審視聚焦於「**應該如何對情況與環境做出反應？**」的問題後，便能協助自主改善已經養成習慣的身心反應模式。

亞歷山大技巧是一種運動嗎？

亞歷山大技巧不是重複固定動作的、具鍛鍊（exercise）性質的運動。不過，在實際開始活動前的「運動計畫階段」中，意識（awareness）活動與對運動產生影響的基本要因，確實可以將基於這些意識進行的學習稱為「認知運動」（cognitive exercise）。

當藉由亞歷山大技巧增進了對自我身體與活動的意識能力後，自然就能事先預防對身體有害的不必要壓迫與緊張。這裡指的不是舒緩斜方肌的緊張、減少腰痛等降低身體單一部位的疼痛與緊張，而是提升整個身體的運用能力（motor learning）與空間感知能力，進而對肌骨系統（musculoskeletal system）產生全面性的正面影響。

亞歷山大技巧的特色教學方式，手觸（hands on）

　　早期的亞歷山大技巧教學是以一對一個人課程與小團體課程為主。課程中會以臥姿、坐姿、站姿等日常姿勢作為基礎，再搭配跑步、說話、唱歌、演戲、打字類的複雜動作。三年間完成修習一千六百小時正規課程的亞歷山大技巧專業資格教師，基本上會先使用手觸與口頭指導協助增進體感知覺能力、身體協調能力等，進而提升日常生活與工作的姿勢、表演能力。

　　亞歷山大技巧的「手觸」，是教師會以雙手觸碰學生的身體（後頸、肋骨、腰部等），引導學生將注意力（attention）放在該部位後，開始意識。不過，手觸與對身體施加壓力或矯正順序的一般療法、按摩並

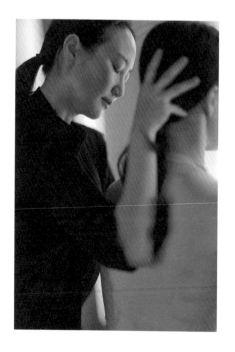
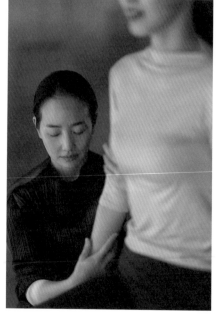

不相同。

　　首先，教師會透過視覺與精確的手感來感受、覺察學生全身的協調與流動等組織化狀態（organization）。接著，藉由細膩的手觸帶領學生認識身體更佳的順序、肌肉的調性、活動的協調、內部流動的調和。為此，亞歷山大技巧教師必須傾注大量時間去認知自己的順序、協調，以及讓自己的內部流動變得緊密且自然。因為，如果連教師本身都沒有建立好自己的連結與流動，那麼根本無法與學生產生良好的互動。這個部分是與其他技法的接觸最大差異之處。這個部分可以理解為，教師將自己的良好連結傳達（transmit to student）給學生後，觸發學生的前意識（preconscious）產生變化，進而與實際姿勢、活動，甚至與觀念、態度連結。

　　根據一百三十年間的臨床與研究，發現亞歷山大技巧的手觸確實會對身體的連結與協調、來自地面的支撐、空間感知等自身身體與環境之間產生功能，因此也會向接受手觸的人的神經系統提供有意義的資訊。（Timothy W. Cacciatore, Patrick M. Johnson, and Rajal G. Cohen,〈Potential Mechanisms of the Alexander Technique〉）

沒有手觸也可以學習亞歷山大技巧嗎？

　　教師與學生間藉由手觸連結的感覺溝通，是技法的基礎。既然如此，自己一個人也可以學習亞歷山大技巧嗎？這個問題，正是啟發我提筆撰寫《你就是身體之神》的契機。如果想要精確地體驗亞歷山大技巧，手觸確實不可或缺。只是，為了讓每個人在即使缺少手觸的情況下都能理解亞歷山大技巧的基本概念與哲學，認識關於身體與活動的機制與解剖學構造，並且透過自己的感覺去探索、感知這一切的方式也能成

為深刻體驗亞歷山大技巧的方法之一，我於是開始寫這本書。

以實際手觸為主的早期亞歷山大技巧教學，奠基於基本原理的一百三十年歷史間的發展，並且一直嘗試將該原理帶入實際的生活中。因此在接觸多樣的活動與情形後，也明白了儘管沒有手觸，仍能進行團體課程。

如果小提琴演奏家學了亞歷山大技巧的話，會是什麼樣的情況呢？他／她能藉由對自己日常錯誤習慣的意識，放鬆不必要的肌肉緊張；接著，再以此作為基礎，覺察自己在實際演奏小提琴時，亦因長時間練習的過程形成了某種僵化、錯誤的身體使用模式後，學習該如何矯正這些習慣。不僅是小提琴演奏家，這些活動同樣適用於敲打電腦鍵盤、爬樓梯、高爾夫揮桿、騎馬、使用剪刀等多樣領域。因此，應用亞歷山大技巧的場所可以是管弦樂團的彩排舞台，也可以是演員試鏡會、飯店廚房、牙醫診間……

亞歷山大技巧不是單純處理身體與活動的技法。實際上也會使用人文學的角度去理解身體與心理的連結性、探索解剖學、團體活動、辯論等各式各樣的教學方式。除了亞歷山大技巧這個主題外，同時亦囊括了不只是運動與表現能力的提升，以及擺脫緊張與疼痛、覺察與改變自己在日常生活獨有的慣性壓力情況，甚而進一步以身體面對與解決「如何感知與生活在這個世界？」的哲學思考歷程。

關於本書的架構

《你就是身體之神》是自己一個人也可以在日常生活中實踐的亞歷山大技巧入門說明書。

為了將棄置已久的自己的身體恢復原狀，本書將在接下來的篇幅帶

領各位認識放鬆的技巧、姿勢的技巧、活動的技巧，以及生活的技巧；其中又可細分為呼吸與感覺、坐姿與站姿、彎曲（猴子姿勢）、步行、身體習慣與心理習慣。首先，我們會在〈放鬆的技巧〉中了解專為因交感神經過度活躍而無法輕易放鬆的現代人設計的呼吸與感覺；在〈姿勢的技巧〉中，探索動靜並存的站與坐；接著在〈活動的技巧〉中，體驗柔軟、有彈性的彎曲（猴子姿勢）、步行；最後，則是聚焦於亞歷山大技巧最引人注目的抑制（inhibition），以〈生活的技巧〉分別經由身體與心理的習慣與亞歷山大技巧相遇。

　　不妨就從現在開始與它們一一相見吧！

PART 1

放鬆的技巧

「放鬆的技巧」是自己身體使用方法的起點。

從療癒、休息、發呆等議題的人氣居高不下,即是起因於現代人無止境的生活壓力。

「擺脫緊張的狀態後,進入百分百休息的放鬆狀態。」

你我熟知的放鬆概念即是如此簡單。彷彿是使用二分法將處於 on 的電腦開機狀態關閉緊張成為 off 狀態便是放鬆般。本書建議各位的放鬆是澈底「關閉電源的狀態」,但絕不是採取完全切斷意識,像個喪屍一樣的被動式休息方法。反而是即便處在開啟電源的狀態,也能好好休息的主動式休息方法。為了體驗何謂主動式休息,首先得要重新定義「緊張」。彷彿非消除不可的緊張,很容易就只會被聯想成負面的東西,但其實緊張與休息一樣,都是促使你我生活持續前進的必要動力;換句話說,緊張本身雖不是不好的東西,卻有需要避開不必要的緊張。當意識到自己是否擁有必要程度的緊張與避免過度的緊張,即是踏出主動式休息的第一步。本章節將帶領各位依序了解如何透過呼吸與感覺,實踐主動式休息。

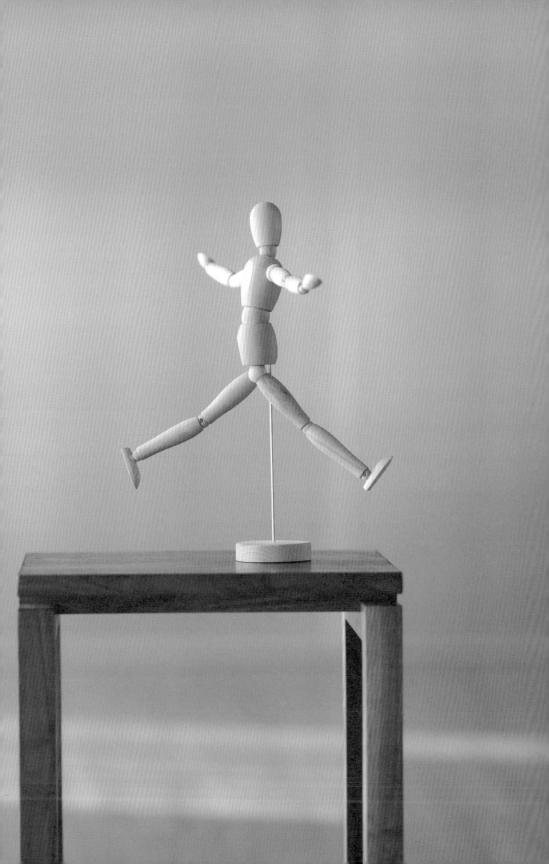

CHAPTER 1　　　呼吸

「唯有停止努力地呼吸，才能真正覺知自己正在呼吸。」

—— F. M. 亞歷山大

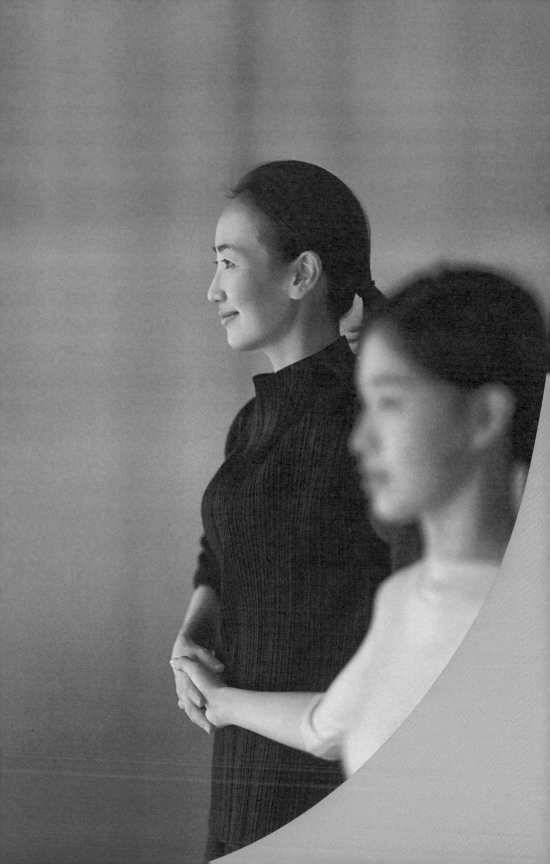

ALEXANDER TECHNIQUE

我該如何呼吸？

「你有好好呼吸嗎？」

各位曾經被問過這種問題嗎？或是本來明明呼吸得很自在，卻在聽見這個問題的瞬間，突然覺得呼吸不太順暢呢？

請掃描QR Code

呼吸，是在有意識與無意識兩個領域間來回作用的活動。因此，當我們意識與刻意想要改正呼吸這件事時，反而只會讓呼吸變得更加不自在；也就是說，如果以人為方式、機械式學習自然的呼吸，可能只會使得呼吸的品質變得更差。呼吸即是需要如此細膩地覺知，並且以間接方法認識的活動。

呼吸，是生物用來分解有機物，藉以轉化成能量的生命必需要素；扮演的正是為我們供給養分、淨化身體，以及支撐人體系統的角色。呼吸既是你我自出生那一刻後從事的第一項活動，也是你我死去那一刻前從事的最後一項活動。一旦我們停止呼吸，也就意味著生命畫下休止符了。

我們一天究竟呼吸多少次？一般來說，每人每天約呼吸兩萬三千次，吸入九公升的空氣。就算是在閱讀本書的這個當下，各位也依然正在進行著呼吸活動。只是，我們從來不會去意識「我現在正在呼吸吧！」這件事。

為了改善無意識的呼吸活動，我們首先得要檢視一下對自然呼吸影

響甚鉅的兩大要素。

1）情緒與思考

　　呼吸是平時就算不做任何意識或努力也能順利進行的事。然而，當那些令人感到不自在的人一靠近時，我們的呼吸就會開始明顯變得急促、淺短；或是在面對報告、考試等令人感覺緊張無比的時刻，原本平穩的呼也會逐漸加速，甚至不由自主地出現憋氣的情況。一旦呼吸開始越來越急速、淺短，緊張的身體便會漸漸變得僵硬，而這也是我們老是在關鍵時刻無法發揮正常實力的原因。

　　相反的，如果可以在緊張時專注呼吸，並將呼吸調整回原本平靜的狀態呢？當呼吸變得穩定，神經系統自然能夠隨之穩定，同時也能使過度緊張的肌肉穩定下來。

2）姿勢

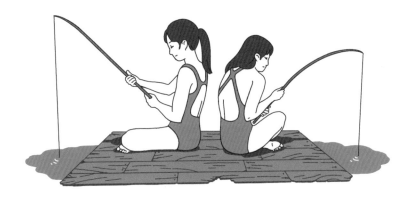

　　上圖的兩名女孩正各自以不同的姿勢在釣魚。試著想像一下左側女孩與右側女孩的呼吸，究竟有什麼樣的差異呢？

右側女孩的全身是呈現彎曲的狀態，不僅脊椎承受壓迫，雙肩也是蜷縮著。這樣的身體狀態，意即「姿勢」，將會阻礙呼吸的循環。原因在於，女孩的呼吸極有可能是淺而短。當然了，左側女孩則不會出現這種情況。

那麼各位現在是比較像右側女孩或左側女孩呢？想必大部分應該都與右側女孩差不多。無論是平常在公司專心工作時，或是在家看電視看得入神時，我自己也會在不知不覺間呈現蜷縮的姿勢；更不用說低著頭看手機的時間，當然也很長。這些不好的姿勢與呈現緊張狀態的身體，漸漸地對我的呼吸活動造成負面影響。

我們不妨一起思考一下，為什麼蜷縮的姿勢會對呼吸造成負面影響呢？有別於四隻腳的動物，協助人類呼吸的主要器官「肋骨」是以由上而下的狀態呈現。因此，當使用蜷縮的姿勢呼吸時，很容易就會限制肋骨的擴大幅度。理解了這個基礎運作後，我們再試著進入下一步。

事前觀察活動 ━━━━━━━━━━━━━━━━━━━━━━━━

我現在怎麼呼吸？

腰部靠著地面平躺後，試著自然地呼吸。一邊觀察自己的呼吸，一邊回答以下的問題。以文字或圖畫記錄觀察內容皆可。

☑ 主要是使用鼻子呼吸，或是使用嘴巴呼吸？

_____

_____

_____

☑ 自然呼吸時，肩膀是否會聳起？
　　如果肩膀會聳起的話，請觀察與記錄肩膀聳動的方向。

_____

_____

_____

☑ 自然呼吸時，胸部是否會動？
　　如果會動的話，請觀察與記錄胸部活動的方向。

_____

_____

☑ 自然呼吸時，腹部是否會動？
　　如果會動的話，請觀察與記錄腹部活動的方向。

☑ 自然呼吸時，骨盆是否會動？
　　如果會動的話，請觀察與記錄骨盆活動的方向。

鼻腔內的短毛扮演著過濾灰塵的角色。除此之外，也能讓空氣在通過布滿許多血管的鼻腔時變得溫暖；隨著進入肺部的空氣變得溫暖，自然就能提高人體的體溫。因此，在一般情況下，使用鼻子呼吸比使用嘴巴呼吸佳。口腔呼吸較適合需要最大攝氧量的情況，所以像是跑步或唱歌時就可以使用嘴巴呼吸。

從呼吸觀察肩膀、胸部、腹部、骨盆的觀察活動做得如何呢？第一次要意識自己的肩膀、胸部、腹部等在呼吸期間的細微動靜想必不是件易事。由於集中注意力觀察呼吸是能使呼吸變得更好的第一步，所以如果覺得觀察這件事很困難的話，建議可以多嘗試幾次。

在接下來的各個章節進行的事前觀察活動，主要是為了了解自己身體現在的活動方式，而不是評價。因此希望各位在進行事前觀察活動時，應該著重於以觀察的態度檢視自己當下的姿勢與活動，而不是執著在尋找正確答案。

ALEXANDER TECHNIQUE

認識肺部、肋骨、橫膈膜

充滿軀幹的肺部

請掃描QR Code

　　我們不如先一起認識一下攝取氧氣與排出二氧化碳的呼吸器官「肺部」吧？

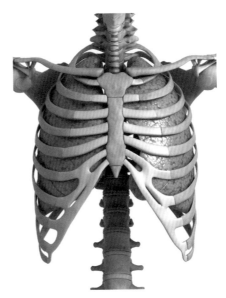

　　當我們吸氣時，透過鼻腔吸入體內的空氣會經由咽頭、喉頭、氣管、支氣管進入肺部；而肺部的肺泡也會在此交換血液中的氧氣與二氧

化碳。於是，充滿氧氣的血液便能向整個身體的組織供給氧氣。完成氣體交換的二氧化碳則再經由肺泡與呼出的氣一起排出體外。因此，肺部是呼吸的機制中極為重要的器官。

一般來說，我們通常會以為肺部只占整個身體的一部分，尤其是只在胸腔邊緣而已。但實際上肺部是充滿整個軀幹。肺部的長度大約等同於每個人指尖至手肘的長度；比想像中來得長很多吧？此外，如果由後往前看的話，則可見肺部緊貼著脊椎。因此，與肋骨、脊椎關係緊密的肺部即是像這樣裹覆著全身。

「肺部不只是軀幹的一部分，而是充滿整個軀幹！」只要能夠轉變成這個觀念，便已足夠開始改變一個人的深呼吸。光是懂得意識自己體內的肺部，都可以喚醒一直被遺忘的肺部擴張活動，進而開啟認識更深層呼吸的機會。

右肺是由上葉、中葉、下葉等三個部分組成；左肺則是由上葉、下葉等兩個部分組成。左肺面積比右肺面積小的原因在於，心臟位在人體的左側。

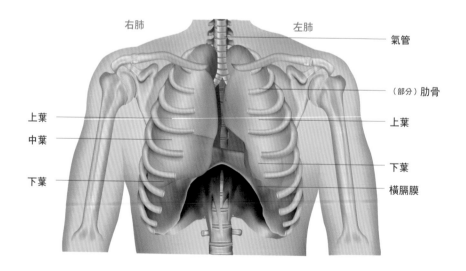

意識肺部

請掃描QR Code

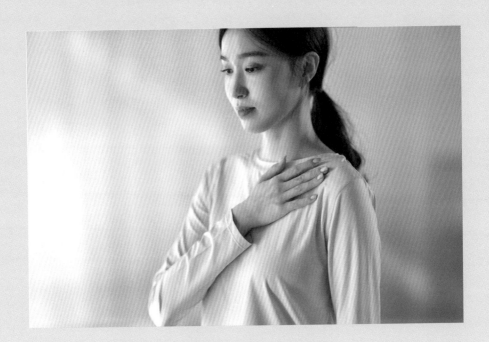

藉由鎖骨的上、下移動，意識肺部的活動。

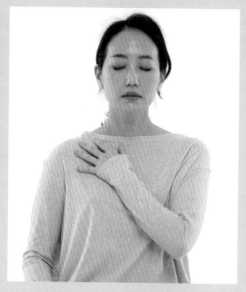
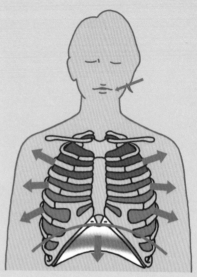

❶ 放鬆手部後,將左手置於右側鎖骨上。(當手部用力時會很難感受得到身體,因此必須先放鬆手部。)

試著感受於吸氣同時往上移動的鎖骨。

由左手溫柔的感覺(觸感、壓力、溫度等)開始感受右側鎖骨與位在其下的肺部上葉之擴張活動。

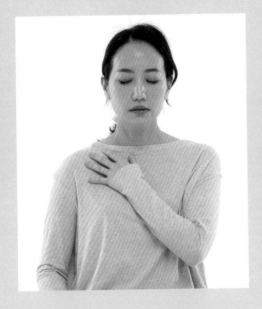
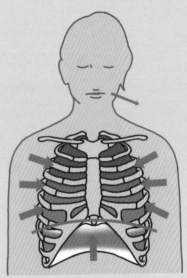

❷ 試著感受於呼氣同時往下移動的鎖骨。

❸ 另一側也以相同方式進行。

讓鎖骨活動的是位在鎖骨下的肺上葉。一邊想像與肺的上側接觸，一邊透過手部自然地隨著鎖骨移動。知道鎖骨底下正正就是肺部的事實後，不覺得很驚訝嗎？深層且紮實的呼吸是意識「用全身呼吸」的起點。覺察自己在日常生活中的每一次鬱悶或緊張，即是放鬆的開始。

緩和活動的肋骨

肋骨的英文是「rib cage」。此外，肋骨與胸骨、胸椎的通稱則是「胸廓」。這些詞彙很容易令人聯想到「鳥籠、防禦設備、封閉」之類的形象。由於肋骨具有保護肺部與心臟等內臟器官的功能，因此也確實擁有堅硬的特質。不過，一旦我們對肋骨的認識是像固定、硬邦邦的鳥籠時，會出現什麼結果呢？自然就會限制了理應開放的肋骨活動，進而對自然的呼吸形成阻礙。既然如此，不如就讓我們透過肋骨的構造與活動方式一起了解一下協助人類好好呼吸的肋骨的真面目吧？

肋骨共有十二對，也就是以脊椎為中心基準的話，兩側各有十二根肋骨。有趣的是，根據十二根肋骨的所在位置不同，其連結的部分、長度也都完全不一樣。

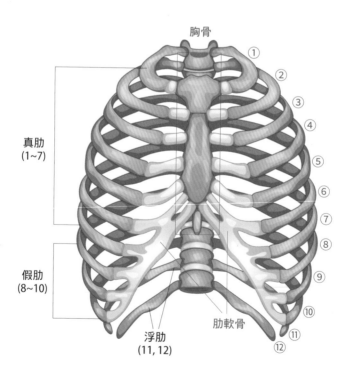

胸骨

真肋
(1~7)

假肋
(8~10)

浮肋
(11, 12)

肋軟骨

① ② ③ ④ ⑤ ⑥ ⑦ ⑧ ⑨ ⑩ ⑪ ⑫

　　首先，如果看一下肋骨的整體形狀，可以看出胸前的肋骨越是往下，模樣越是敞開。就解剖學的角度而言，可以將肋骨區分為三個部分；直接貼附著胸骨的七根真肋、透過肋緣連接的三根假肋，以及附著於腹肌浮動的兩根浮肋。恰如這些肋骨的各自構造皆不相同，呼吸時的活動方式也完全不一樣。

　　仔細看一下圖片，可以見到前側的肋骨與胸骨接觸時，並不是完全密合的貼附。肋骨與胸骨間，是藉由軟骨（cartilage）相互連結。由於軟骨的抗壓性與彈性俱佳，因此柔軟的軟骨有助於肋骨的活動。

　　大部分的肋骨是前貼著胸骨，後靠著脊椎。由於兩側固定，因此肋骨有一套自己獨特的活動方式。吸氣時，肺部會隨著吸入的氣體膨脹升起；此外，當肋骨間的肋間肌收縮時，肋骨的空間也會隨之擴大；活動的方向則是以遠離位於中軸的脊椎向外擴張。

　　相反的，呼氣時，肺部會因為用力呼出的空氣而恢復原有尺寸。隨著原本收縮的肋間肌放鬆後，肋骨也會回到原位，活動的方向則是靠向位於中軸的脊椎。因此，有些人會以「手風琴」來比喻肋骨在呼吸時的活動形態。

　　一般來說，肋骨是朝稍微傾斜向下的方向活動。如果能明白肋骨是向下活動的話，即可有助於使呼吸變得順暢；相反的，萬一與實際情況想得不同又是如何？假如一直以為肋骨的活動方向不是稍微傾斜，而是呈水平或向上活動的話，便會在呼吸時引起挺胸、仰腰的動作。不過，過度向下也會對呼吸造成阻礙。

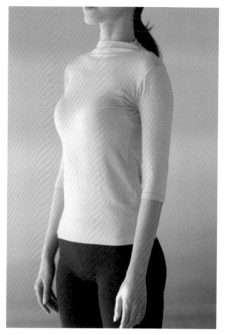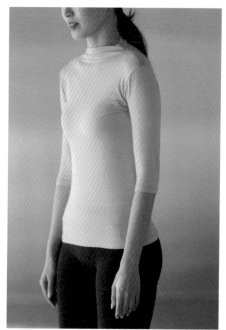

肋骨提升或過度向下的姿勢

現在應該已經了解肋骨的活動方向與呼吸品質的關聯性了。仔細看的話，可以發現十二根肋骨的活動模式完全不一樣。由於十二根肋骨無論是長度或連結的位置各有不同，因此其活動方式也不同。首先得要檢視骨頭原有的方向，才能了解肋骨的活動方式。

各位還記得前文提過的肋骨區被分為三個部分嗎？也就是站在解剖學的角度來說，肋骨可以被區分為真肋、假肋、浮肋。即使是附著構造相同的真肋，也因肋骨形態與大小的不同，而讓我們感知到的活動方向亦不相同。

假設位於鎖骨下方的第一根與第二根肋骨就在肺部的上葉上方，那麼就構造而言，因為這兩根肋骨的形態是後側高於前側，所以在吸氣時

後側肋骨會變得比較靠近肩膀，形成一個橢圓形。因此會有別於一般肋骨的活動方式，上下的活動方向感會更加強烈。

　　相反的，位於最下方的第十一根、第十二根肋骨呈前側浮動，只有後側是與脊椎接觸的形態，所以與其他肋骨有著截然不同的活動方向。換句話說，其後側固定與前側浮動的開放式構造，會在吸氣時朝著雙腳的方向斜線往下，然後再回到原位。

　　那麼在這之間的第三根至第十根肋骨的活動又是如何呢？由於第三根至第十根肋骨的前、後皆為固定的狀態，因此只有在與脊椎連結的關節面會發生肋骨的旋轉（rotation）活動。因為第三根至第十根肋骨除了後側外，前側同樣是固定的狀態，所以活動方式與水桶提把相當類似；每一根肋骨的前、後都是固定，其活動方式就如下圖所示。接下來，讓我們一起認識一下肋骨的活動方式吧！

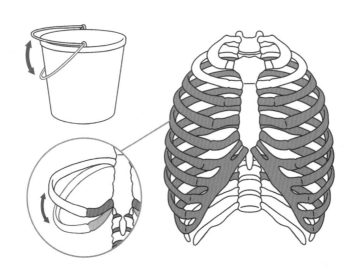

第三根至第十根肋骨的「水桶提把」活動

意識肋骨的活動

請掃描QR Code

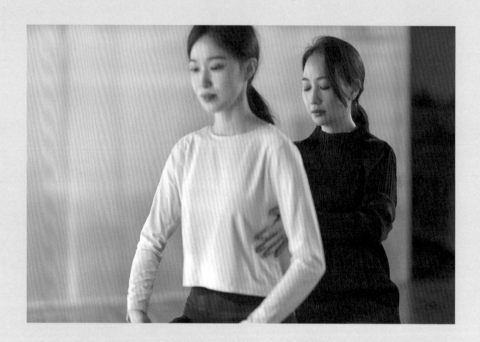

試著感受一下，呼吸時與其協調合作的肋骨活動在解剖學上的不同位置會有什麼不一樣的感覺。以舒服的坐姿自然呼吸時，試著意識肋骨整體的活動。

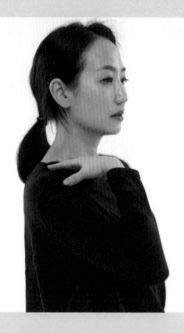

❶ 將手部置於鎖骨下方的肋骨側後，將注意力集中在第一根、第二根肋骨。
　吸氣時，隨著上側肋骨的稍微提升，可以感覺肩膀變得接近耳朵一些。
　呼氣時，隨著上側肋骨的稍微下降，可以感覺肩膀變得遠離耳朵一些。

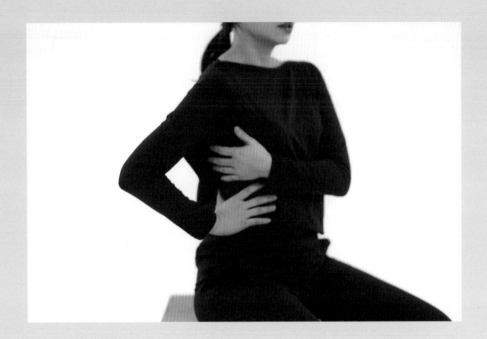

❷ 將手部置於胸部兩側的肋骨後，將注意力集中在第三根至第十根肋骨。

（若意識整體很難的話，只專注意識中間的三至四根也沒關係。）

吸氣時，隨著中間肋骨就像水桶提把一樣提升，可以感覺肋骨之間向兩側敞開。

呼氣時，隨著中間肋骨就像水桶提把一樣下降，可以感覺肋骨之間恢復原狀。

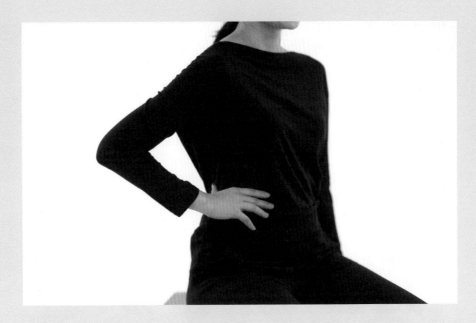

❸ 將手部置於接近腰間的肋骨側後，將注意力集中在第十一根至第十二根肋骨。

吸氣時，可以感覺下側肋骨朝著雙腳的方向斜線向下。

呼氣時，可以感覺下側肋骨朝著相反方向斜線回到原位。

❹ 同時感覺上側肋骨（上－下）、中間肋骨（往兩側的上上下下）、下側肋骨（斜線向下－恢復原位）後，嘗試隨著肋骨整體的活動來呼吸。

• 初學者需要靠手部的接觸去感覺，但當逐漸熟悉後，毋須手部的直接接觸也能集中注意力去感覺。

每一根肋骨就是像這樣根據所在位置的不同，以及連接部位與形態的不同，各自進行獨立的活動。不過，在吸氣與呼氣的過程中確實存在共同的活動模式，因此需要全面性的體驗。

由肌肉組成的橫膈膜

橫膈膜是分隔胸部與腹部的膜。雖然被稱為「膜」，但它實際上卻是懂得收縮與放鬆的「肌肉」。

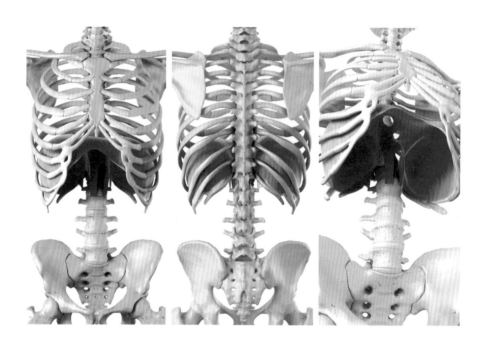

從前方、後方、下方看橫膈膜

橫膈膜在整個身體的前側與兩側是貼附著肋骨的內側，在身體的後側則是貼附著腰椎內側。呈穹頂狀的圓滾滾橫膈膜會在吸氣的同時，平平地往下降。胸部會隨著橫膈膜的下降製造出空間，使肋骨得以進行擴張的活動。當肺部與吸入的空氣一起膨脹時，橫膈膜自然就會平平地往下移動並收縮。相反的，當呼氣時空氣吐出體外，除了肺部會縮回原本尺寸外，橫膈膜也會隨之放鬆恢復原狀；意即橫膈膜的活動也有助於呼

吸時的肺部縮脹。於呼氣的同時放鬆並回到原位的橫膈膜，也會讓肋骨與腹部恢復原狀。

橫膈膜既是會隨著呼吸收縮與放鬆的肌肉，也能使胸部與腹部順利地活動，但除了呼吸之外，它甚至還能同時協助位於肺部下方的器官活動。吸氣時，橫膈膜的下降讓需要空間的各個器官往前凸出來。因此，當橫膈膜的活動不足時，不僅是肺部，就連底下的消化器官也會一併受到負面影響。同理，由呼吸引起橫膈膜的不完全收縮與放鬆，同樣也會使肋骨與腹部的活動變得不完全。

橫膈膜自然且不間斷的活動，將有助於肋骨、腹部，以及自然律動的呼吸；相反的，一旦錯誤理解了腹式呼吸或胸式呼吸，可能就會變成是以人為的方式在活動肋骨或腹部。如此一來，呼吸肌的強迫使用將導致緊張過度，並且破壞自然的呼吸機制。

然而，今時今日卻不乏因錯誤呼吸習慣、持續性緊張等因素造成橫膈膜活動不足的情況。當橫膈膜的活動不足時，難免就會連帶影響橫膈膜貼附著的肋骨，以及位於橫膈膜下方的器官。

自主感覺橫膈膜的活動並非易事，所以要藉由橫膈膜的活動改善呼吸當然也不簡單。不過，我們倒是可以透過間接的方式意識橫膈膜與肋骨的活動。呼吸時，試著使用「心像化」橫膈膜的方式找到其活動。如此一來，自然也就能再接近更深層、舒適的呼吸。讓我們嘗試以接下來的活動一起實踐看看。

意識橫膈膜的活動

請掃描QR Code

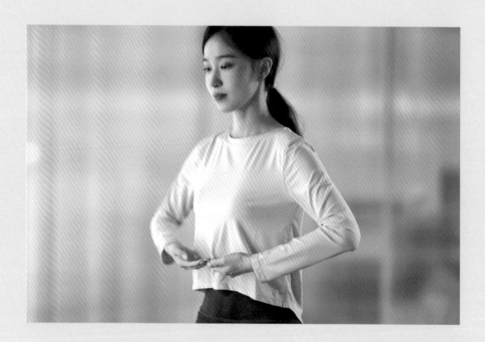

雖然我們無法直接感覺橫膈膜的活動,但可以嘗試運用心像勾勒其活動的模式,藉以找到舒適的呼吸。

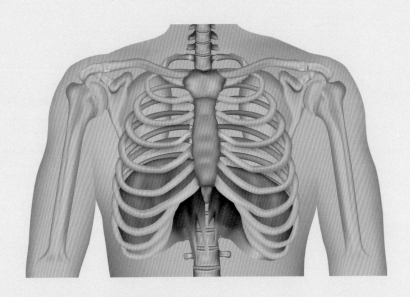

❶ 闔上雙眼後，觀察吸氣與呼氣的過程。

❷ 觀察吸氣時會變得上升、敞開的身體部位。此時，試著想像一下橫膈膜會朝相反方向下降的活動位置。
不需要刻意敞開肋骨或鼓起腹部的行為。

❸ 藉由想像將橫膈膜的活動心像化的結果，是**容許**自然地敞開肋骨與鼓起腹部。

> **容許**：說明活動或動作時，通常會使用「做」（doing）。在說明呼吸活動時，很容易就會以「呼氣與吸氣的結果使腹部做出鼓起的動作」的方式說明。於是，只要採用了「做」的說明方式，自然就會有意識地鼓起腹部，或是做出過度努力的動作，因而造成不必要的肌肉緊張。因此，在亞歷山大技巧中會使用「容許」（allow）、「勾勒」（project）、「思考」（think）等表達方式取代「做」。上述活動即使用了「容許」來介紹。若想要有更深入的認識，建議可以理解一下關於亞歷山大技巧概念的「引導」（direction）。（參考 p.154）

❹ 觀察原本變得上升與敞開的身體部位會於呼氣時回到原位。此時，試著想像一下橫膈膜上升的活動位置。

❺藉由想像將橫膈膜的活動心像化的結果，是容許肋骨與腹部自然地回到原位。

• 即使橫膈膜只有稍微活動也沒關係，所以不需要使用刻意擠壓的感覺聚合肋骨或縮緊腹部。

呼吸活動即是像這樣透過持續連結各種活動，引起連鎖反應（chain reaction）的細膩、精巧系統。雖然有意識地改善呼吸不是個簡單的作業，但只要持續檢視與感覺，想必各位也都能找到自然而舒適的呼吸方式。

ALEXANDER TECHNIQUE

半仰臥式（semi-supine），回歸呼吸的身體

先解放阻礙呼吸的因素

F. M. 亞歷山大在其著作《人類的至高傳承》（Man's Supreme Inheritance）中提到，現代文明生活的人工因素侷限了自然的呼吸。他也對此提出警告，這樣的結果非但會導致胸部的容量與可動性下降，連脊椎、肋骨、鎖骨也都開始變形，甚至還會影響到內臟，對人體機能造成全面性的負面影響。因此，F. M. 亞歷山大主張需要重新教育（re-education）人類如何呼吸——因為他認為當時的呼吸運動與其教育反而會對呼吸帶來負面影響。就像所謂的「深呼吸」一樣，當時使用與呼吸相關的部分身體器官在可動範圍內進行最大限度活動的教育觀念，即是問題所在。

請掃描QR Code

「胸廓會透過自然膨脹與收縮維持身體重心平衡（equilibrium）；當精神上理解有效率的姿勢能形塑這樣的身體狀態後，則必須將這份理解充分體現（embodied）才行。」

你我接受的呼吸教育卻反而與這個立意良好的觀念相左，很容易就會對自然的呼吸形成阻礙。現在的教育亦如一百年前一樣推崇著「深呼

吸」、「腹式呼吸」、「胸式呼吸」等。無論是發展特定的呼吸肌，或是特定活動（武術、皮拉提斯、瑜伽等各種運動的呼吸；說話、唱歌等）獨有的呼吸方法，一定都有其好處。只是，將在特定情況有意識進行調節的呼吸方法用於日常的自然呼吸，勢必會發生問題吧？就亞歷山大技巧的觀點而言，「關於呼吸的意圖與觀念對身體的影響」如下：

關於呼吸的意圖與觀念	對身體的影響（以軀幹部分為主）
「深呼吸」的觀念 （關於盡可能大口吸氣與呼氣的意圖）	① 頸部的喉頭（larynx）承受過度壓迫（可能發生支氣管異常） ② 橫膈膜過度下降 ③ 背部與腰部過度向後傾（hollowing）
「胸式呼吸」的觀念	① 胸部上側提升，造成肩膀聳起 ② 頭部向後傾；過度緊張的頸部，易於讓頸部與肩膀的肌肉也連帶變得過度緊張 ③ 只有胸部膨脹，但在自然呼吸時應該一起膨脹的背部與腰部卻呈收縮的狀態
「腹式呼吸」的觀念	腹部過度凸起，導致腹腔內部壓力分配錯誤

　　F. M. 亞歷山大口中的胸廓自然膨脹與收縮，實際上卻沒有說的如此輕鬆。就像前文提過的，從我們有意識地想要好好調節呼吸的那一瞬間起，很容易只會使肺部、肋骨、肋間肌變得更緊張。因此在亞歷山大技巧中，比起尋找好好呼吸的方法，更注重的是**解除阻礙呼吸的因素，進而使人能在無意識間改善呼吸的方法**。

　　諸如此類試圖控制呼吸機制的觀念，或是只集中使用數個呼吸器官之一的意圖都不是我們所樂見的方式。我們已經在前面學過肺部充滿整

個胸部,以及除了胸部之外,腹部與骨盆也會隨著呼吸活動的觀念。因此,各位必須理解軀幹呼吸(full torso breathing)。

讓身體構造恢復原狀

恰如建築物的結構能夠支撐整個建築物的重量般,你我身體的骨骼即是扮演著相同的角色;尤其是作為整體骨骼中心的脊椎,更是發揮其主要功能。在呼吸作用中負責主要功能的肺部、橫膈膜、肋骨等通通都是在軀幹的位置,然後再以脊椎為中心向兩側敞開;接著,以脊椎為中心,往上為頭部,往下為骨盆。

在亞歷山大技巧中,**頭部－頸部－軀幹**稱為**主要部位**(primary part),**雙臂與雙腿**稱為**次要部位**(secondary part)。雖然人體的每一個部位都相當重要,但就功能性的觀點而言,主要部位扮演的是更加核心的角色。實際請參考下圖:

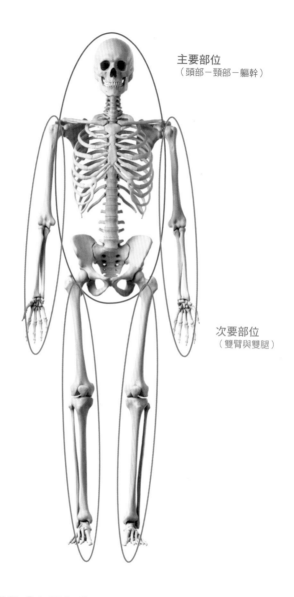

主要部位
（頭部－頸部－軀幹）

次要部位
（雙臂與雙腿）

　　屬於中心結構的「主要部位」，對於保持人體的原有模樣具有舉足
輕重的地位。有別於其他使用四隻腳移動的脊椎動物，演化為直立構造
的人類的中軸較易承受壓迫；一旦中軸受到壓迫，加上位於水平軸的肩
膀蜷縮時，難免就會壓縮到軀幹的空間。當骨骼受到壓迫因而限縮其空

間時，軀幹便不可能進行有機
的呼吸。

　　因此，在亞歷山大技巧
中主要探討的是**如何以「主要
部位」為中心，恢復原有垂直
軸與水平軸的空間**；而這個
方法即是運用半仰臥式（semi-
supine）。前文提過 F. M. 亞歷

半仰臥式（semi-supine）：在解剖學的仰臥
（supine）姿勢指的是背部平靠地面的臥姿，再
加上意味「一半」的 semi-，即是曲膝向著天
花板的半仰臥姿。在早期的亞歷山大技巧課程
中，半仰臥式（semi-supine）原來是被稱為臥姿
（lying position），但古人類學家兼解剖學家雷
蒙·達特（Raymond Dart）認為有必要替這個姿
勢正名，所以才將其命名為半仰臥式。

山大曾說，胸廓會透過自然膨脹與收縮維持身體重心，換句話說，能夠
使人體平衡藉以體現軀幹呼吸的姿勢正是半仰臥式。

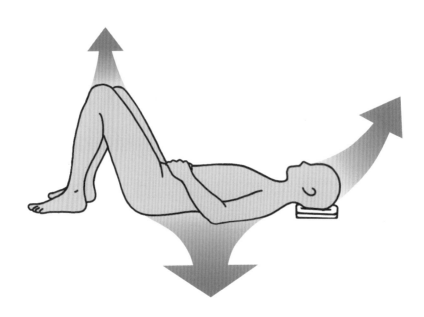

　　伸展身體九個承重點（頭部、雙肩、雙肘、左右骨盆、雙腳）的半仰臥式，比伸直雙腳的臥姿來得更穩定。以骨盆作為身體的中心點，在達到穩定全身的同時，又能兼具自由活動的彈性。雙膝彎曲，骨盆平穩地置於地面；當膝蓋向著天花板時，由穩定的骨盆抬起的大腿則依然能維持活動的彈性。此外，如果能在頭部底下墊書或硬枕頭的話，頭部即會以拋物線的方式被抬離地面。如此一來，頭部也會像膝蓋一樣具有與骨盆呈相反的方向性，而脊椎（骨盆與頭部間的結構）也會因此產生張力。

────── **PRACTICE** ──────

半仰臥式

請掃描QR Code

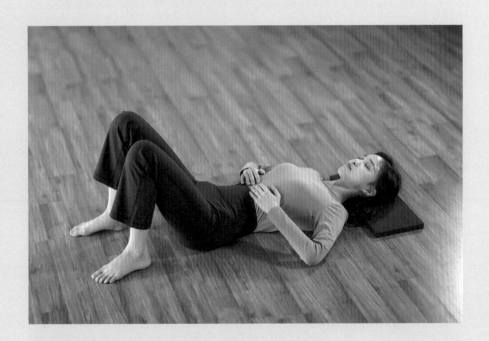

伸展身體九個承重點的半仰臥式，比臥姿具有更穩定的結構；尤其是曲膝朝向
天花板的結構，更是有助於放鬆骨盆與脊椎。

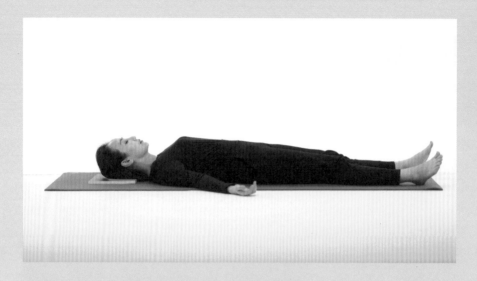

❶ 將背部自然地倚靠著平坦的地面，伸直雙腿仰臥。

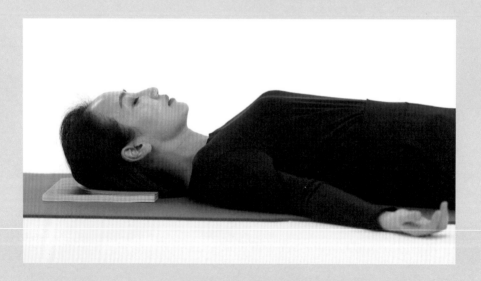

❷ 將薄書或枕頭墊於頭部底下，使下顎與地面變得平行。

（由於太過鬆軟的枕頭無法完全支撐頭部，建議挑選硬度適中的枕頭。）

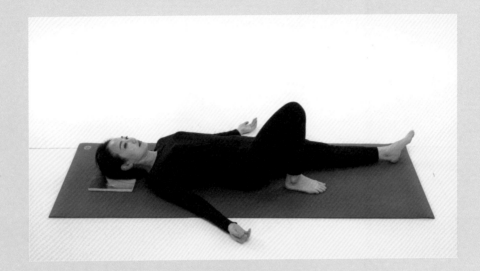

❸ 彎曲腿部將右側膝蓋朝向天花板，腳掌平放地面。

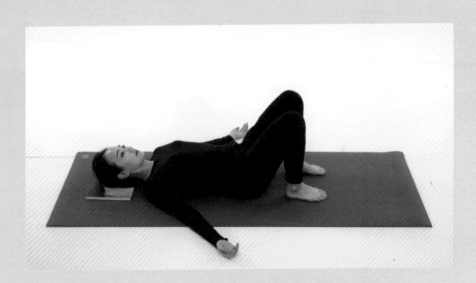

❹ 彎曲腿部將左側膝蓋朝向天花板，腳掌平放地面。

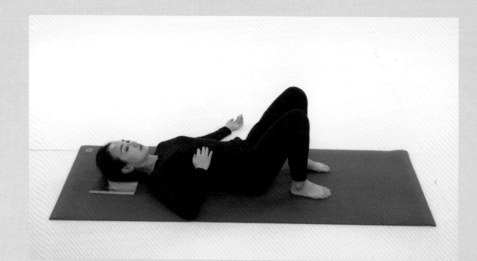

❺ 將一手舒適地置於軀幹上；此時，肩膀與手肘是完全放鬆地放在地面。

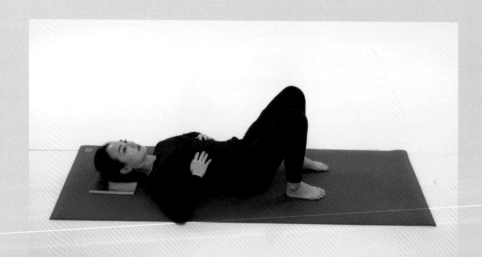

❻ 將另一手也置於軀幹上後，感覺九個承重點（頭部、雙肩、雙肘、左右骨盆、雙腳）放在地面的狀態。

ALEXANDER TECHNIQUE

改善「呼吸」的活動

現在，讓我們正式開始認識改善呼吸的活動吧！

低聲啊呼吸（whisper ah）是像呢喃般，利用輕柔的啊（ah）聲吐出空氣並藉以調節呼氣的方法。透過聲帶的持續

> 低聲啊呼吸：基於「消除不必要的緊張，同時在毫不費力的情況下進行呢喃似的自然呼吸」的意思，原本是使用被動式的低聲說啊呼吸（whispered ah），不過也會使用經過簡化的低聲啊呼吸（whisper ah）；本書則一律採用較簡單的低聲啊呼吸（whisper ah）。

使用阻擋空氣突然排出，達到緩慢呼氣的效果。經由緩慢呼氣平和地使用呼吸肌，使作為呼吸中樞的整個軀幹成為一個有效率的協調構造，自然而然地進行更深層的呼吸。尤其是下顎隨著顳顎關節的放鬆而下降的動作，也能放鬆臉部肌肉不必要的緊張。

不過，假如此時的舌頭或下顎依然沒有消除緊張的話，建議搭配需同時使用舌頭溫和活動的呼吸法沉默啦啦啦呼吸（silent lalala）。沉默啦啦啦呼吸與低聲啊呼吸皆採用類似於說悄悄話的方式，藉由發出啦啦啦的聲音進行呼氣的方法。當發出啦啦啦的聲音時，在口中自然捲曲的舌頭有助於放鬆舌頭的緊張。

── **PRACTICE** ──

低聲啊呼吸（whispher ah）

請掃描QR Code

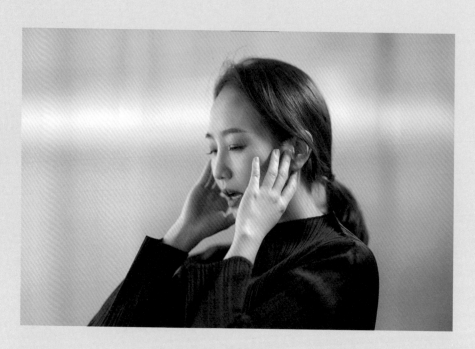

試著藉由「低聲啊呼吸」認識能消除不必要緊張的、自己獨有的自然呼吸法。

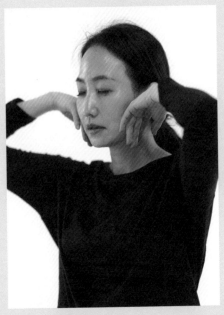 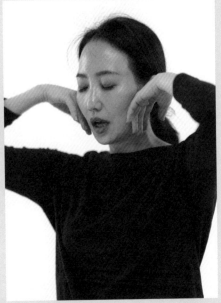

❶ 在循環的吸氣與呼氣的呼吸模式中，開始意識呼氣的活動。呼氣時，下顎自然下降，並且自然地張開嘴巴。此時，試著以雙手輕觸，感覺下顎的敞開。

❷ 邊發出呢喃似的「啊」（ah）聲，邊持續呼氣。將舌頭放下並靠著下排牙齒後方，同時亦放下緊張。邊回想一些能讓自己心情愉悅的事或想像關於幸福的事，邊露出內心微笑（in smile），意即發自內心的微笑。

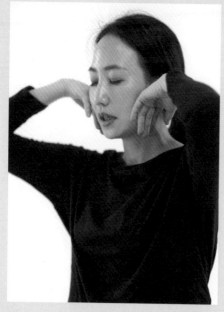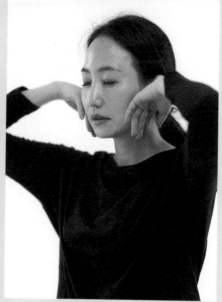

❸ 呼氣結束後，不要立刻急著吸氣，緩緩闔起下顎，閉合雙唇。

❹ 自然地吸氣，容許軀幹隨著緩緩進入鼻腔的空氣一起膨脹。

❺ 感覺空氣完全充滿軀幹後，回到第一步，繼續自然地吐氣。

藉由緩慢呼氣的呼吸法「低聲啊呼吸」，協調脊椎、肋骨、橫膈膜等以更有效率的結構合作，體驗軀幹變長與變寬的感覺。此外，當能夠完成自然且深層的呼吸時，也就意味著我們已經自主地意識到不自然的既有呼吸模式。在無法入眠時、焦慮緊張時，不妨試著以能讓窗戶起霧的感覺溫和地呼一呼氣。

沉默啦啦啦呼吸（silent lalala）

請掃描QR Code

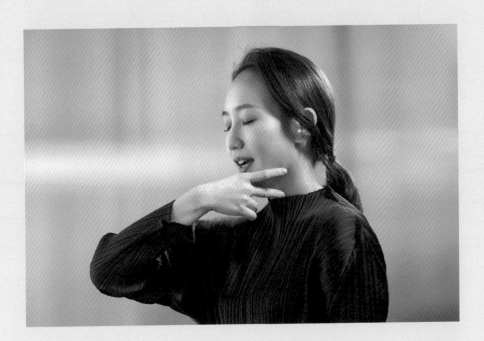

當使用由低聲啊呼吸衍生的另一種動作「沉默啦啦啦呼吸」呼氣時，只要像在低聲呢喃般在口中輕輕捲曲舌頭發出啦啦啦的聲音。這個動作可以有效放鬆顎顎與舌頭的不必要緊張。

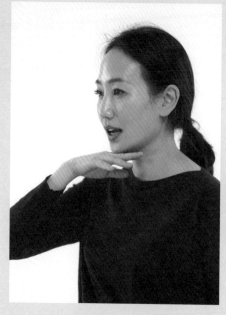
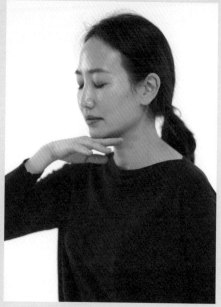

❶ 在循環的吸氣與呼氣的呼吸模式中，開始意識呼氣的活動。呼氣時，下顎自然下降，並且自然地張開嘴巴。

❷ 發出呢喃似的「啦啦啦」（lalala）聲。此時，自然地捲曲口中的舌頭。

❸ 呼氣結束後，不要立刻急著吸氣，緩緩闔起下顎，閉合雙唇。容許軀幹隨著緩緩進入鼻腔的空氣一起膨脹。

運用椅子的半仰臥式姿勢

請掃描QR Code

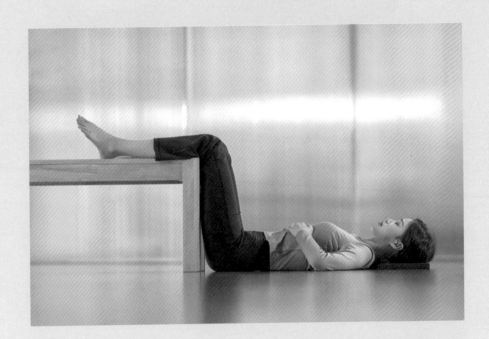

半仰臥式時，會不會覺得曲膝很難呢？當大腿的大腿肌很緊張時或髖關節可動範圍受限時、髂腰肌過度收縮時，便會感覺曲膝的姿勢相當不舒服。如果是有這種情況的人，可以改採半仰臥式的變形動作。

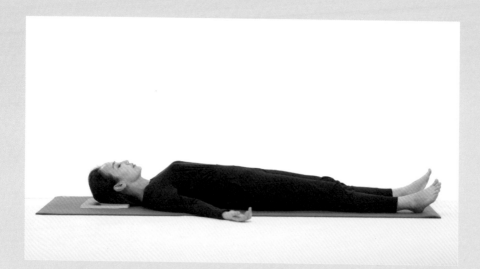

❶ 備妥抬腳的椅子（體型小者建議選擇一張無背椅；體型大者建議選擇兩張無背椅或長椅）。將背部自然地倚靠著平坦的地面，伸直雙腿仰臥。

❷ 將薄書或枕頭墊於頭部底下，使下顎與地面變得平行。
（由於太過鬆軟的枕頭無法完全支撐頭部，建議挑選硬度適中的枕頭。）

❸ 從右腿開始彎曲膝蓋，將小腿與後腳跟置於椅面；此時，盡量躺得靠近椅子，使髖關節與膝蓋能呈九十度。（若後腳跟沒有接觸椅子而是懸空時，可以另外墊上毯子或扁平的靠枕。）

❹ 左腿亦彎曲膝蓋，將小腿與後腳置於椅面。同樣也是盡量讓髖關節與膝蓋呈九十度。

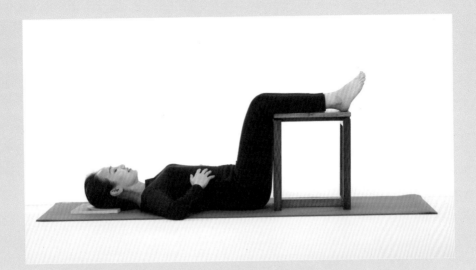

⑤ 將雙手自然地置於軀幹。此時,請盡量放鬆肩膀與手肘。

⑥ 在舒適的狀態下進行「低聲啊呼吸」。

無論是腳踝或阿基里斯腱都是我們平常緊張度較高的腳部,所以如果是無法輕易進行彎曲與伸直腳踝動作的人,也可以採用倚靠牆壁的半仰臥式變形動作,藉以達到放鬆脊椎與骨盆-腿部-腳踝-腳板。

運用牆壁的半仰臥式

請掃描QR Code

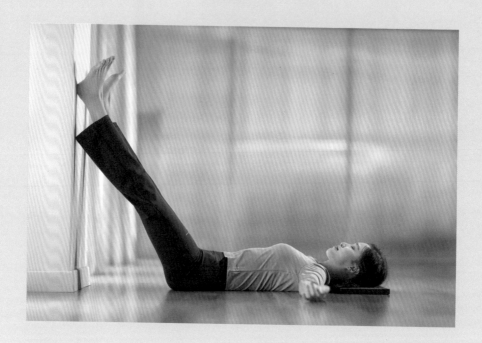

若是半仰臥式時會覺得不舒服的人，亦可採用半仰臥式的另一種變形姿勢。在亞歷山大技巧中，不建議進行不舒服的姿勢、困難的姿勢或需要刻意忍耐疼痛的姿勢。請斟酌自己的身體構造與功能後，再找出適合自己的活動即可。

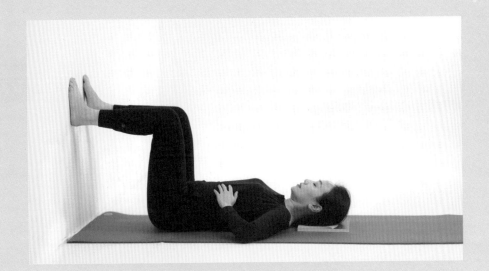

❶ 採腳掌可以完全碰觸牆面的臥姿；盡量躺得靠近牆壁，使髖關節與膝蓋能呈
　九十度。

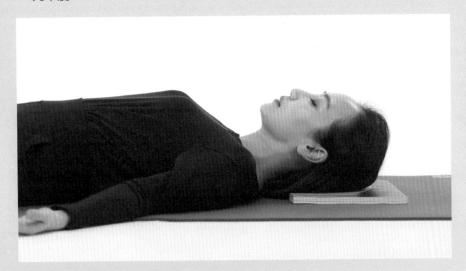

❷ 將薄書或枕頭墊於頭部底下，使下顎與地面變得平行。
　（由於太過鬆軟的枕頭無法完全支撐頭部，建議挑選硬度適中的枕頭。）

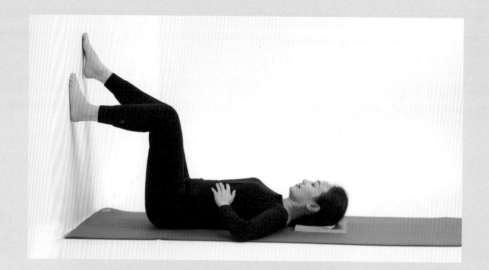

❸ 慢慢伸直右腿的膝蓋。試著體驗一下腳部沿著牆面慢慢滑行伸直至後腳跟能觸及牆面的感覺。

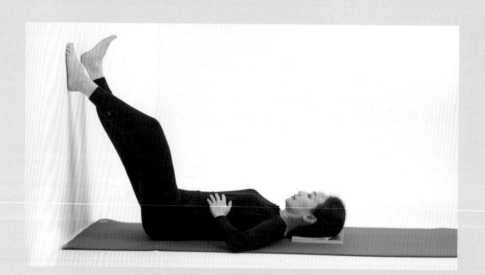

❹ 左腿同樣沿著牆面滑行伸直至後腳跟能觸及牆面；此時，只要讓右腳踝處於適度彎曲的狀態，即可充分放鬆阿基里斯腱。

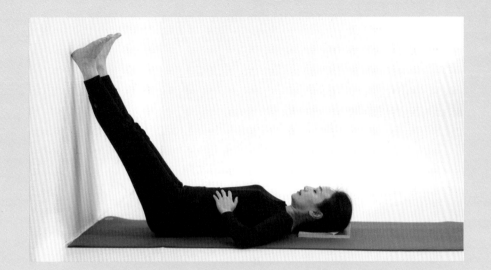

⑤ 將雙手自然地置於軀幹。此時，請盡量放鬆肩膀與手肘。

⑥ 在舒適的狀態下進行「低聲啊呼吸」。

CHAPTER 2　　　　　　　　　感覺

「若是感覺不存在，我們就會中止『存在』。」

—— 安東尼歐・達馬吉歐（Antonio Damasio）

「唯有奠基於實際且直接的經驗，才是有效的學習。」

—— 約翰・杜威（John Dewey）

ALEXANDER TECHNIQUE

除了五感，還有其他「內感覺」？

　　如果說前文提及的「呼吸」是為我們製造需要能量的必需要素，那麼「感覺」就是讓你我得以適應環境變化好好生活的極必需要素。我們時時刻刻都活在不間斷地接收著多樣的感覺——眼睛透過視覺看到訊息，耳朵透過聽覺聽到訊息，鼻子透過嗅覺聞到訊息，舌頭透過味覺感覺訊息，皮膚透過觸覺獲取訊息。

請掃描QR Code

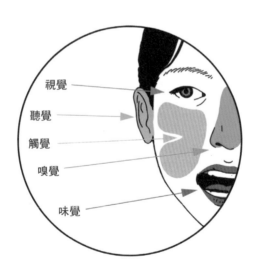

視覺

聽覺

觸覺

嗅覺

味覺

　　這五種感覺即稱為「五感」。我們會藉由身體的感覺接受器得到各種訊息，而我們的感覺器官通通向外，即是為了獲取諸如此類的感覺訊息；因此，我們也才能感覺各種物體、景色、聲音、氣、味，以及碰觸皮膚的觸感。

選擇性注意

　　理解感覺時，其實還有一件比感覺更重要的事，那就是認知作業。我們時時刻刻都在細膩地接收著來自外界的感覺訊息。由於感覺資訊會不斷透過感覺器官進入人體，因此我們需要接收的感覺訊息量可以說是多得難以數計。既然如此，我們究竟該如何一口氣接收這麼多的感覺訊息呢？

　　如果要全盤接收數之不盡的感覺資訊，很容易就會陷入超載狀態，所以我們必須依靠選擇性注意（selective attention），僅接收需要的訊息；換句話說，我們只會擷取與接收那些對自己有意義的訊息。感知（perception）對自己有意義的感覺訊息後，傳向大腦進行分析。經由這樣將感覺資訊統合的過程，我們才得以思考與行動。當藉由感覺器官將視覺、聽覺、觸覺等感覺傳達與輸入大腦後，大腦會根據感覺訊息與記憶訊息進行分析並完成決定，進而變成實際的行動。舉例來說，假設眼前有一塊麵包，我們會將透過視覺接收到的麵包形象與嗅覺接收到的麵包氣味感知為有意義的感覺訊息；接著，將分析得到的「想吃麵包」的意識，連結至實際吃麵包的行動。

　　同理，感覺與行動也有很深的關聯性。因此，如果能了解自己是如何接收感覺並進而將其化為行動的過程，自然就能達到更好、更自由的活動。

外感覺與內感覺

　　一般來說，人類的五感中最常使用的感覺訊息是視覺。在我們接收的感覺訊息中，視覺就占了百分七十至百分之七十五。對於心無旁騖地只顧注視目的地，一味追求成就至上的現代人而言，依賴視覺訊息的程度更是有增無減；尤其當智慧型手機與電腦的使用早已成為家常便飯，加上近來置身於疫情時代無法面對面相處的境況，只能靠著螢幕與世界接軌，我們幾乎可以說是澈底淹沒在視覺之中。

　　視覺的過度使用，不僅引起了頭、頸的緊張與僵硬，同時讓其他感覺也跟著變得遲鈍不少。為了避免這種情況，喚醒與覺察其他感覺一事就變得相當重要。因此也會建議各位能偶爾離開辦公室的電腦前，前往郊外聽聽鳥鳴與吹吹風、踩踩泥土。不過，除了五感之外，我們其實還有其他需要喚醒的感覺——內感受覺。

　　是不是覺得「內感覺」一詞有點陌生？內感覺，顧名思義是源於自身體內部接收的感覺訊息。其實，人類也是在不久前才發現內感覺的存在。一九〇六年，英國神經生理學家薛林頓（Charles Sherrington）認為，我們平常說的感覺指稱的是由外接收器接收的五感（視覺、聽覺、嗅覺、味覺、觸覺），而同時也存在另一種內感受覺。所謂的內感覺，又可分為**重新接收來自肌肉、血管、關節等處訊息的本體感覺，以及接收來自內臟等各部位訊息的內感受覺**。

　　神經學家安東尼歐 達馬吉歐主張，所謂的「存在」在於形塑對自我的認識，而與解剖學的功能系統相互銜接的感覺則在此扮演著重要的角色。原因在於，感覺是調節身體內部器官功能的活動，並且藉此於體內表現出自己的身體狀態。此外，他也解釋像是會與恐懼或憤怒、厭惡等情緒一起出現的防禦態度，或是合作、矛盾等社會化協調行為，以

及感受口渴與飢餓、喜悅與幸福的表現等，皆是源於感覺。（《感與知》〔Feeling and Knowing: Making the Mind Conscious〕》，安東尼歐‧達馬吉歐）

外感受覺

遠距感受器：視覺、聽覺
接觸感受器：味覺、嗅覺、
　　　　　　觸覺

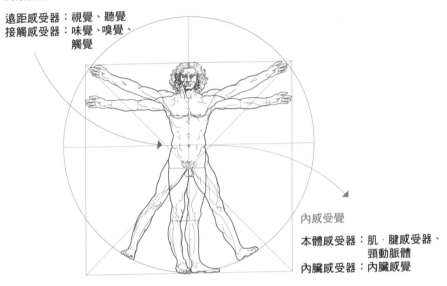

內感受覺

本體感受器：肌‧腱感受器、
　　　　　　頸動脈體
內臟感受器：內臟感覺

　　　因此，感覺不僅是有效維持生命的基本要素，更扮演了形塑自我的重要角色。這段過程與根據感覺訊息而形塑的身體地圖、形象，也有很深的關聯性。正因為我們內在形象的形成大部分不是只源於對外界的感知，而是融合了對外在世界的感知與內在世界的認知。就形塑對自我的認識這點而言，內感覺確實比五感來得更加重要。

ALEXANDER TECHNIQUE

認識本體感覺（proprioception）

請掃描QR Code

　　在亞歷山大技巧中，比起內感覺中感知內臟狀態的內感受覺，更重要的其實是來自肌肉、關節的本體感覺。不如一起仔細了解一下何謂本體感覺吧！

　　本體感覺存在於肌肉、關節、韌帶等處，負責將自己的位置與姿勢、平衡等訊息由這些內部器官傳達至大腦。例如我們就算看不見也能知道自己的手臂在什麼位置、在狹窄的橋上也能維持平衡行走等，皆是因為本體感覺的存在才有可能發生。當我們使用「運動神經很好」形容一個人時，通常就意味著這類人的本體感覺發展得相當細膩、精準；相反的，本體感覺能力低落者則比較容易因為失去平衡而受傷，或是因為無法認知姿勢的不平衡導致易於感覺疲憊。

　　自己的本體感覺究竟發展得有多精準？讓我們藉由接下來的活動一起了解這件事。

—— PRACTICE ——

尋找感覺認知的錯誤

請掃描QR Code

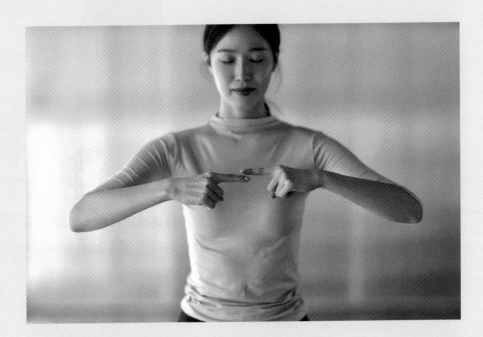

讓兩根手指碰觸的活動,是同時利用視覺與體感的作業。只要在沒有視覺的狀態下進行這個動作,即可得知自我本體感覺的精準程度。

❶ 兩根食指互相遠離至略寬於肩寬的
狀態後，試著讓雙手的手指互相碰
觸。

❷ 闔上雙眼，緩緩將兩根食指靠向身
體中央互相碰觸。

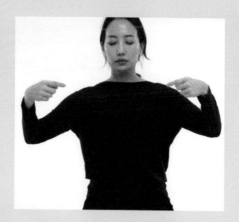

❸ 闔上雙眼，將左手食指像角一樣置
於頭頂。

❹ 試著使用右手尋找並碰觸像角一樣
置於頭頂的左手食指。

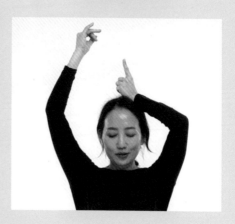

當闔上雙眼進行睜開雙眼時能輕鬆完成的動作時，很容易就會發生雙手無法協
調的情況。原因在於，本來習慣同時使用視覺與體感的我們一旦失去了視覺，
即使面對像是手指互碰的簡單活動也會變得不再精準。

—— ALEXANDER TECHNIQUE ——

身體掃描（body scanning），認識自己身體原本的模樣

感覺認知錯誤

從前述的活動可以得知我們的本體感覺雖有一定程度的作用，但精準度也下降了不少。像這種無法正常發揮功能的感覺認知狀態，在亞歷山大技巧中稱為感覺認知錯誤（faulty sensory appreciation）。舉例來說，當人站立或行走時，就算身體呈現傾向某一側的不平衡狀態，通常也會出現自認為重心始終保持平衡的錯覺。

請掃描QR Code

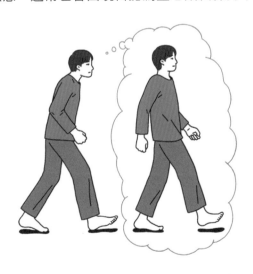

實際行走模樣與想像中的行走模樣

75

假如實際的行走形態分明是因為感覺認知錯誤而呈現破壞平衡的狀態，卻自認為走姿正確時會發生什麼情況？基於結構性壓迫身體的不良走姿是正確行走形態的錯誤認知，而繼續使用錯誤的走姿。當「錯誤使用」的行走模式成為固定的習慣後，行走時的本體感覺，意即雙腳接觸地面的面積、壓力、頭部的位置、頭部壓迫軀幹的程度等，通通都會被誤解為「正確的體感訊息」，並且隨著成為大腦定義的自動化程式之一而逐漸被表現（representation）出來。一旦開始將諸如此類的固定形態判讀為正確的感覺後，自己也會慢慢陷入更深的錯誤感覺，並且不停重複。

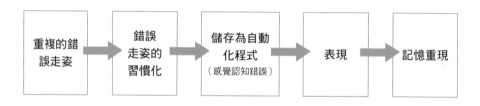

藉由錯誤走姿理解感覺認知錯誤

在亞歷山大技巧中，現代人的烏龜頸與腰痛等慢性疾病的成因其實皆是源自感覺認知錯誤。如前所述，自己習慣的姿勢與活動會帶來「正確」或「舒服」的感覺，而我們有必要停止依賴這些感覺的判斷。不過，在我們能夠更準確地覺察感覺前，首先應該好好認識身體構造具備的客觀條件；接著，則是需要反覆經驗體感，意識這些客觀條件被有效率地使用的狀態。

扎根（grounding）

在〈呼吸〉章節介紹過的半仰臥式，即是相較於伸直雙腿躺平的仰臥式，加強了扎根的部分，所以才會有提升身體構造的彈性之優點。不過，也不必只顧著執著半仰臥式。因為將背部倚靠地面並自然垂放

> 扎根：含有「接地」的意思。站立於地球這個重力場環境的你我，身體勢必至少有一個部位需要與地面接觸；例如站立時的雙腳，或是坐下時的臀部與雙腳都必須扎根。就物理層面而言，臥姿是扎根時使用最多身體部位的姿勢。更多關於扎根的詳細意義將在〈走姿〉章節來說明。

雙臂與雙腿，盡量讓身體更多部位能夠接觸地面的仰臥式也有其優點。

相對於最具代表性的直立姿勢「站立」來說，與重力呈平行的「仰臥」實際上具有更加容易調節活動的好處。由於接觸重力的部位越多，越能提高身體的穩定性，自然就會減少消耗能量。此外，有別於站姿、坐姿、走姿等為了維持平衡需要使用更多本體感覺反應的姿勢，臥姿更會因神經系統活動減少，為內感覺與神經系統帶來穩定。最後，對於那些在站或坐時為了維持平衡而導致肌肉不必要緊張者，或是早已熟悉不具效率的協調模式者而言，「臥姿」可協助擺脫這些習慣。

讓我們一起從仰臥式開始身體掃描（body scanning）的活動。**身體掃描是透過自己身體當下的感覺進行認知的過程。**現在正在呼吸、肋骨與呼吸同時活動、認知垂放於地面的雙腳重量等，皆屬於身體掃描的一部分。當掃描到不平衡或不必要的緊張時，很容易就會萌生想要刻意矯正該部分的念頭，但在我們做身體掃描的過程中，盡量只要專注想著「了解」、「觀察」就好，不必一直想要「更正」、「修改」。

PRACTICE

身體掃描（body scanning）

請掃描QR Code

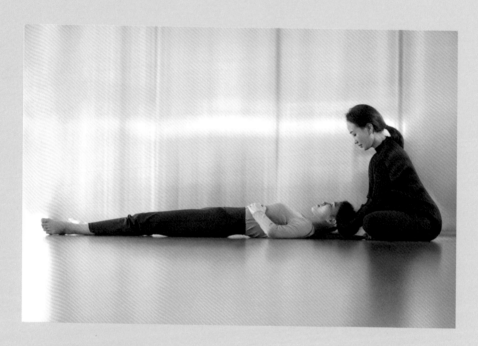

我的體感究竟有多麼正確？試著先由仰臥姿接收來自地面的訊息後，再一起感受源於身體內部的感覺。

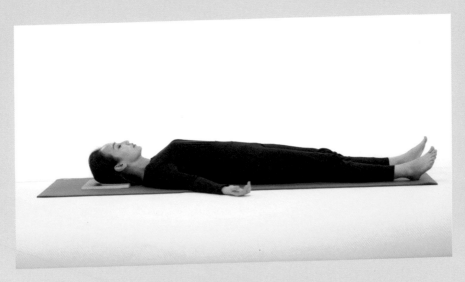

❶ 將背部倚靠著平坦的地面，伸直雙腿仰臥。雙臂自然地垂放於軀幹側。

❷ 試著利用心像好好地感受內感覺。例如：想像自己躺在柔軟的沙灘上，如此便能讓整個身體確實扎根。藉由將自己全身重量釋放在沙灘上的想像，尋找在實際接觸地面的身體部位之中，究竟哪個部位最能釋放重量。

❸ 根據各部位的接觸面積、壓力（施壓於地面的強度）、身體傾斜度等多樣訊息了解扎根程度。當背部貼地仰臥時，後腦勺、背部、臀部、大腿、小腿、後腳跟皆會接觸地面。此時，可以更加仔細地比較這些部位倚靠地面的釋放程度。

❹ 仰臥時，頸部、腰部、膝蓋後側、腳踝後側皆不會接觸地面。嘗試不透過視覺而是本體感覺推測這些部位倚靠地面的釋放程度與深度。

❺ 重複的呼氣與吸氣能讓人更加細膩地覺察接地的部位施壓於地面的感覺；相反的，也能覺察減少壓迫地面或稍微被提升的感覺。在呼吸的變化之間，同時感覺接地部位的面積與壓力的改變等。

❻ 根據前文所述，將身體分為「主要部位」與「次要部位」後依序認知。首先，認知主要部位。依序想著組成身體的基本骨架：頭部─脊椎─骨盆。將注意力集中在連結頭部與骨盆的中軸脊椎。

❼ 是否能推測出脊椎的長度呢？透過約略的估計，推測脊椎的長度。為了更細膩地感覺脊椎的長度，可以試著推估脊椎起點的第一節脊椎位置；接著，推估脊椎終點所在的尾椎骨。現在試著藉由計算脊椎起點至終點間距離的方式，感覺脊椎的長度。

❽ 接下來，輪到認知次要部位。試著比較右腿與左腿的長度。哪一側感覺比較長呢？哪一側感覺比較重或比較輕呢？

❾ 為了更細膩地感覺雙腿的長度，可以試著感覺一下雙腿起點的髖關節；接著，感覺腿部終點所在的後腳跟。現在試著藉由計算髖關節至後腳跟間距離的方式，推測雙腿的長度。感覺一下雙腿的完整長度。

❿ 現在試著將注意力集中在次要部位中的手臂。試著比較右臂與左臂的長度。哪一側感覺比較長呢？哪一側感覺比較重或比較輕呢？

⓫ 為了更細膩地感覺手臂的長度，可以試著感覺一下手臂起點肩胛帶的前側鎖骨；接著，推測一下鎖骨起點與指尖的位置。現在試著藉由計算肩胛帶至指尖間距離的方式，推測手臂的長度。感覺一下雙臂的完整長度。

ALEXANDER TECHNIQUE

喚醒「本體感覺」的活動

專注於實際接觸地面的感覺

如果是第一次嘗試身體掃描的話，可能會比較難以完成接收內感覺的過程。此時，不妨試著先從認知實際接觸地面的部位的感覺，開始身體掃描。如同上述，相較於時時刻刻都在改變身體的位置關係、平衡訊息等的直立狀態，仰臥的姿勢更能穩定地感受到本體感覺。這項活動推薦給在難以感知與地面接觸部位與不和地面接觸部位後，可以全面地接收體內肌肉與關節、韌帶的壓力、面積等訊息的各位。

試著比較身體的內在訊息

對專注於接地部位的身體掃描有了一定程度的熟悉後，即可開始更加細膩地觀察內感覺。前文曾經提過人類會藉由感覺─感知─意識─行為系統，只選擇性注意在這些感覺訊息中對自己有意義的部分。接著，則是透過之後的活動感覺脊椎與手臂、腳的長度與重量。其實各位很有可能無法在認知雙腳長度時，順利地感覺雙腳長度、重量的差異，但當聽見「雙腳的哪一側比較長？」「雙腳的哪一側比較重？」的問題時，便能意識兩腳間的細微差異。換句話說，對於認知內感覺一事感到陌生

的人來說，透過意識內感覺的作業，可以將原本無意義的訊息轉化為有意義的訊息。只要慢慢累積類似的經驗，即可逐漸在仰臥式之外的直立姿勢與活動時也能輕而易舉地意識內感覺。

想要感受內感覺，一定得闔上雙眼嗎？

進行身體掃描活動時，究竟該閉上眼睛嗎？還是該睜開眼呢？想必大部分的人都會為了好好感受內感覺而闔上雙眼吧。原因在於，當外感覺的訊息源「視覺」處於開啟狀態時，感覺內感覺自然就不是件易事。因此，初次進行身體掃描作業時，闔上雙眼會是比較好的策略。

然而，是不是非得闔上雙眼才有辦法意識自己的內感覺呢？

當身體處於高度清醒（arousal）或緊張的狀態時，想要在睜開眼睛的情況下細膩地意識內感覺勢必就會比較困難。不過，確實也需要慢慢學習在睜開眼睛的情況下意識內感覺。因為你我都需要在占據大部分日常的「工作模式」中，也就是清醒的狀態下感受內感覺。讓我們一起藉由理解戰鬥－逃跑反應（fight or flight response）來學習準確使用感覺的策略。

以戰鬥 ── 逃跑反應理解感覺使用策略

戰鬥－逃跑反應是早在久遠的原始時代便已存在的人類生存策略之一。當被老虎追趕時，原始人即是在面對面戰鬥或逃跑的兩個選項之中擇一才得以存活至今。面對像是與老虎正面對決的危險境況時，人類的生理系統會變成亮起紅燈的「警戒狀態」──心跳加速、瞳孔放大以強化視覺敏銳度、抑制排泄活動等。幸好有了像這樣能與高度清醒的警戒

狀態配合的身體與生理系統，原始人才能延續自己的生命，免於成為老虎的餐點。

一旦老虎消失了，解除警戒狀態的原始人便會立刻回歸「平靜狀態」——心跳速度趨緩、視覺敏銳度恢復正常水平、腸胃蠕動活躍的放鬆狀態。為了生存，人類就是像這樣依循環境脈絡與生態系統同步，存活下來。

由於處在警戒狀態時必須敏銳地接收外界訊息，自然免不了對外感覺（尤其是視覺）的高度依賴；相反的，當需要警戒的原因消失時，也就意味著必須予以敏銳反應的對象已經不見了，視覺的敏銳度當然就會隨之下降。在這種狀態下，除了外感覺訊息外，其實也能精準地推估內感覺訊息；換句話說，就算闔上雙眼也同樣有辦法正確感知環境的變化，並具備配合環境轉換如何運用感覺系統的能力。

只是，對於置身在人口密度極高的城市，除了空間的壓迫外，還得持續承受時間壓迫的現代人而言，過的又是什麼樣的生活呢？清醒的時間，不都是一直處於要面對老虎的狀態嗎？再加上，從入侵日常生活的智慧型手機乃至電腦等各種能將我們帶往數位世界的機器，更讓現代人對視覺的依賴度與日俱增。一旦不停維持在這種高度清醒的戰鬥－逃跑反應模式時，實際上就會變得很難劃分亮紅燈的「警戒狀態」與紅燈熄滅後恢復綠燈的「平靜狀態」，進而導致自律神經系統的平衡遭受破壞。在許多研究中都顯示，持續處於戰鬥－逃跑反應的結果，不僅會促進皮質素、正腎上腺素、多巴胺等神經化學物質分泌，同時亦會引起造成頭部與頸部僵硬的反射行為。（Arnsten, A. F. T.,〈Stress weakens prefrontal networks〉、McCarty, R.〈The fight-or-flight response〉）

　　因此，我們需要在日常生活中練習如何區分「警戒狀態」與「平靜狀態」——從日常開始降低對視覺的依賴度，即是意識內感覺的第一步。認知自己的呼吸，進而藉由感覺接地的部位與壓力，以及比較各部位的長度、寬度、體積等，讓自己的身體從「警戒狀態」逐漸恢復至「平靜狀態」。

　　在亞歷山大技巧中，會建議在睜開眼睛的狀態下進行課程與活動。目的不在於單純地放鬆清醒的身體，而是讓身體能在可以解除警戒的環境中適當休息；相反的，身體同樣能在需要警戒的環境中有效率地、迅速地進入適度清醒的狀態。因此，**亞歷山大技巧的目標，其實是「轉換」而不是「放鬆」。**

　　接下來的活動將帶領大家開啟視覺進行身體掃描的作業，體驗如何在睜眼的狀態下感受內感覺。

運用視覺的身體掃描

請掃描QR Code

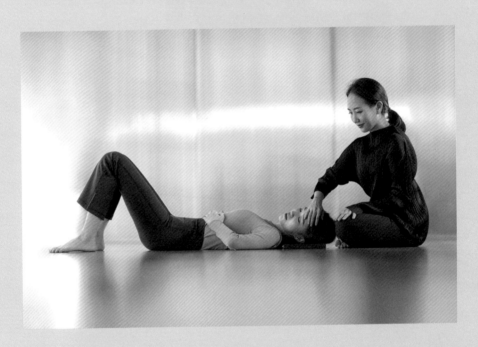

是否也有能在睜眼的狀態下，不再將注意力集中於外感覺並且有辦法好好放鬆的方法呢？試著在睜開眼睛時感受內感覺，尋找新的放鬆起點。

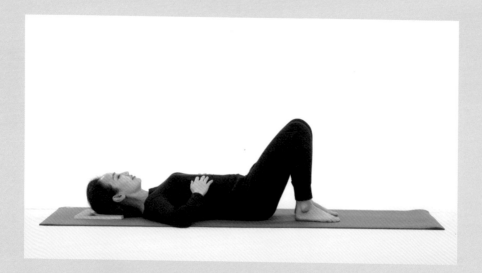

❶ 將背部自然地倚靠著平坦的地面，彎曲膝蓋，採半仰臥式姿勢。雙臂置於軀幹上，在闔上眼睛的狀態下感覺以九個接地點接觸地面的身體。

❷ 緩緩睜開雙眼。在睜開眼睛的狀態下，感覺接觸地面的身體。此時，不要過度專注地凝視單一部位，而是以開闊的視野多樣地接收映入眼中的一切。

❸ 實際處理眼睛所見景象的大腦部位是位於後腦的視覺皮質。因此，試著將「我是用眼睛在看天花板」的想法轉換成「我是用後腦勺（後頭）在看天花板」後，重新注視天花板。這樣的想法能使我們放下固有的眼部緊張，有助於舒緩雙眼不必要的用力。

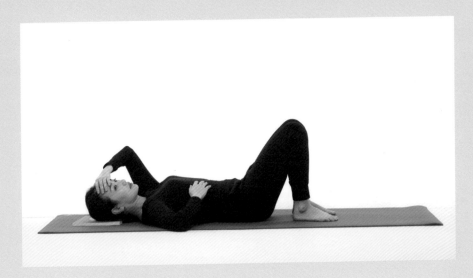

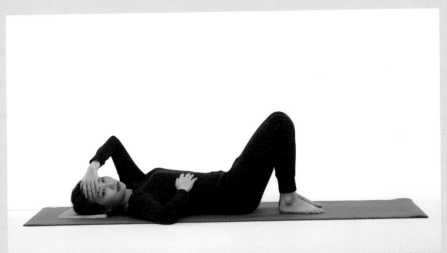

❹ 感受著雙眼慢慢舒緩的感覺，雙眼同時稍微望向右側。後腦勺也隨著雙眼往右側移動的幅度向右轉。

❺ 雙眼持續望向更右側，而後腦勺也隨著眼睛移動的幅度轉向右側。在雙眼與頸部感到舒適的情況下重複這項活動，使其持續向右轉。

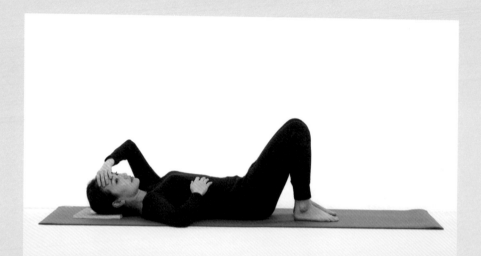

❻ 以一條柔和的弧線牽引面向右側的雙眼轉回中央位置；此時，頭部同樣隨著
　雙眼的移動緩緩向左轉。

❼ 左側也以相同方式進行。

當想著「用後頭看」時，是否出現什麼改變呢？實際上，人類的視覺焦點可以
分為聚焦視覺（focal vision）與環繞視覺（ambient vision）。

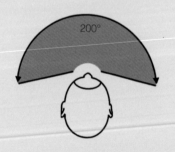

視覺的水平範圍

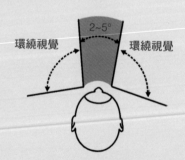

聚焦視覺與環繞視覺

聚焦視覺可以接收來自約二至五度的狹窄範圍內提供之訊息；由於視覺靈敏度較佳，因此主要扮演確認位在視野中央處物體的角色。至於環繞視覺，則與我們常說的「視野」有關，負責處理來自聚焦視覺以外的訊息；大約能接受兩百度的寬廣範圍內提供之訊息，在探索周圍空間的層面扮演著重要的角色。（《運動的學習與控制》，金善真）

當我們緊張時，很容易就會以使用眼睛的聚焦視覺為主。隨著將「用眼睛看」的想法轉換成「用後頭看」之後，可使我們在原本以聚焦視覺為主的狀態下，同時運用環繞視覺。

PART 2

姿勢的技巧

在〈放鬆的技巧〉後，接下來要介紹的內容是關於〈姿勢的技巧〉。

人類的行為可以分為姿勢與活動。所謂的「姿勢」，指的是像是坐或站等使身體維持在固定的形態，且具有持續該形態之特徵。相反的，若是隨著時間推移而出現不同位置變化的，則稱為「活動」；有別於姿勢，這些有意識的動作是基於某種目的性的行為，因此也具有持續改變身體形態的特徵。（關於姿勢與活動的內容會於〈PART 3 活動的技巧〉再為各位詳細介紹。）

姿勢與活動亦是在人類的發展過程中。就人類發展的觀點而言，人類是在能夠完全掌握如何維持站立等姿勢後，才開始有辦法行走與使用負重移動的機械。換句話說，姿勢是優先於活動的基礎。接下來，我們將在〈姿勢的技巧〉一起探討日常生活中最具代表性的姿勢：走路與坐椅子。

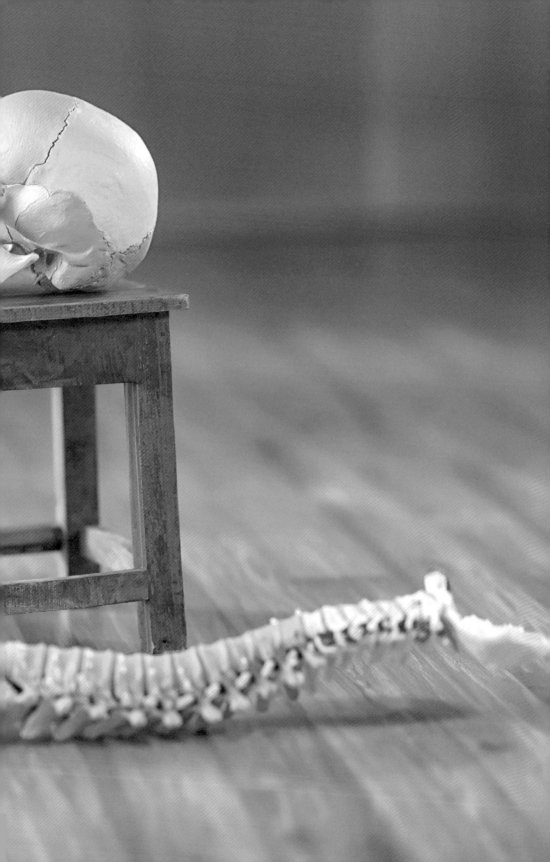

CHAPTER 3　　　　　站姿

「人體的足部是工程學的傑作,也是一件藝術品。」

—— 李奧納多‧達文西(Leonardo da Vinci)

「一直採取固定姿勢的人是無法成長的。如果是學習過亞歷山大技巧並體驗過平衡狀態的人,一週前的正確姿勢與今天的正確姿勢絕不可能相同。」

—— F. M. 亞歷山大

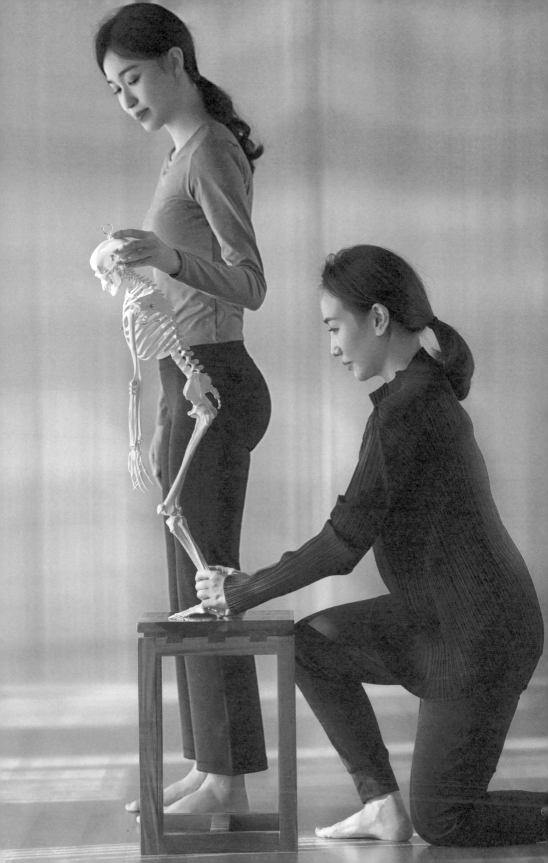

ALEXANDER TECHNIQUE

何謂正確的站姿

請掃描QR Code

當孩子累積無數次跌倒經驗後，終於能夠靠著雙腳站立的瞬間，我們總是會為此鼓掌歡呼。人類可以使用雙腳站立，真的是相當偉大的事。這不只是單一個人的發展歷程，而是就算站在源遠流長的演化歷史來看時，「直立」也是極為關鍵的大事。

儘管我們在毫無意識的情況下也能輕鬆站起來，但隨時隨地的站立卻不是如此簡單的事。就力學的觀點而言，由於直立是一個不穩定的結構，因此從頭部到腳部皆維持全身的平衡便顯得格外重要。首先，無論是主結構的頭部與腳部，或是居中連結兩者的脊椎與骨盆都必須扮演好穩定支撐的角色。此外，也少不了頭部與頸部、骨盆與腿部、腿部與腳踝、腳踝與腳掌之間的相互協調。

既然如此，究竟什麼樣的姿勢才是正確的站姿呢？

「挺直腰桿，抬起頭，膝蓋伸直」是我們所認識的「正確站姿」。不過，其中卻有許多需要重新審視的部分。因為所謂的正確站姿，應該是不去彎曲我們身體原有的自然順序，且各部位間都能處於彼此和諧配合的狀態才對，所以重要的是站立時毋須強加任何人為的緊張。

對於任何人都正在實踐卻很難確實完成的站立，我們不妨一起看看究竟什麼才是「更正確的使用方式」吧！

脊椎動物的演化

　　魚類、兩棲類、爬蟲類、鳥類、哺乳類，都是擁有脊椎骨的脊椎動
物。因此，當我們檢視人類的解剖學構造時，其探討的起點應是魚類，
而非哺乳類。

　　在《我們的身體裡有一條魚》（*Your Inner Fish*）中，尼爾·蘇賓（Neil
Shubin）將人類與魚類相互對比，並且聚焦於「與魚鰭構造相同的手
部，是脊椎動物的共有構造」一事。後來，隨著提塔利克魚（Tiktaalik）
化石的發現，這項觀點也變得更有說服力。在愛斯基摩語中意指「生活
在淺海的魚」的提塔利克魚，是魚類進化成兩棲類的過渡生物。這個化
石的發現也為當時的生物學界掀起了驚天動地的變化——原因在於，提
塔利克魚是既擁有魚鰭與魚鱗的魚類特徵，也具備能夠像腳一樣支撐體
重的獨特魚鰭，其扁平的頭部構造更是與兩棲類的鱷魚十分類似。蘇賓
也透過 DNA 與胚胎實驗，證明了站在發育遺傳學的角度來看，人體的
解剖學構造與魚類極為相似的事實。

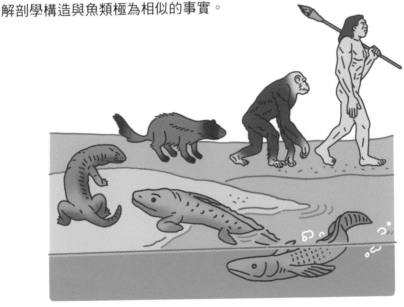

　　本來明明在說人類的頭部與脊椎，為什麼突然一直在深究魚的事呢？因為根據這項觀點，可以看出我們的身體之所以被設計成直立，正是經過長時間適應多樣環境的結果。不過，本書並沒有要將重點放在各種學說、共存進化、發育學等，只是單純為了透過科學方式理解我們的人體構造，因此才借用發育學的觀點作為理論基礎，藉以找出「更有效率的直立」標準。

　　讓我們先一起比較看看人類與其他脊椎動物的解剖學特徵吧！

共通點
擁有堅固的脊椎
大腦與生存必備的感覺器官（眼、鼻、口、耳）皆位在頭部
附著於脊突的肌肉發達
藉由頭部－脊椎與肌肉協調的活動發達

人類與其他脊椎動物的共通點

種類	棲息環境	身體結構	活動特徵	身體定向 眼睛位置
魚類	海洋	脊椎 （沒有手臂、腳、頸）	以沒有四肢的狀態同時活動全身	脊椎方向與地面平行 眼睛固定於頭部兩側
兩棲類	海洋 陸地	脊椎 四隻腳	四足步行 有頸部，但無法獨立活動	脊椎方向與地面平行 眼睛位於頭部上側
爬蟲類	陸地	脊椎 四隻腳	四足步行 可以上、下活動 頸部可獨立活動	脊椎方向與地面平行 眼睛位於頭部前側
哺乳類	陸地	脊椎 四隻腳	四足步行 可以上、下活動 頸部可獨立活動	脊椎方向與地面平行 眼睛位於頭部前側
類人猿	陸地	脊椎 四隻腳	四足步行 可以上、下活動 頸部可獨立活動 位於四足前側的雙足 亦可當作雙手使用	脊椎方向與地面介於 平行～垂直間 眼睛位於頭部前側 具有可轉動的眼睛
人類	陸地	脊椎 兩隻腳 兩隻手臂	雙足步行，直立行走 頸部可獨立活動 奔跑時，亦有上、下 的活動方向	脊椎方向與地面垂直 眼睛位於頭部前側 具有可轉動的眼睛

人類與其他脊椎動物的差異點

不穩定的直立構造

　　首先，我們必須從脊椎動物的共通點開始建立關於「站立」的基本概念。包含人類在內的所有脊椎動物，脊椎即是擔負一切活動的核心主軸——以脊椎為中心，藉由附著於脊突的肌肉完成活動。

　　再加上，掌管這些活動的器官正是包含大腦在內的頭部；意即位於脊椎最上側的頭部才是實際活動「脊椎」這個軸心的控制塔。頭部是用來接收外感覺與內感覺訊息並對其分析、執行、計畫的認知思考器官；同時也是在活動時，將組織好的實踐計畫傳達給骨骼系統與肌肉系統，促使其實際動作的「活動起點」的器官。

　　因此，對於脊椎動物來說，妥善運用「頭部－脊椎」是良好姿勢與活動的基礎。如上所述，人類與其他脊椎動物擁有截然不同的直立構造。有別於其他動物，人類的脊椎方向與地面「垂直」，所以原本負責支撐與移動的四隻腳也演化成區分為兩隻手臂與兩隻腳的獨特解剖構造。因此，雙手可以自由製作工具並進行精密、複雜的操作一事，也被認為進而推動了文明的發展，以及大腦的演進。（Mary Leakey,〈Footprints in the ashes of time〉）

　　另一方面，直立同樣也帶來了一些困難。由於其他四足動物的脊椎與肋骨是與地面呈水平，包覆其中的心臟、肺部、生殖器等主要部位都能得到很好的遮蔽與保護；相反的，人類的這些主要部位卻是坦露於正面。

此外，人類的垂直構造比四足動物的水平構造來得不穩定許多。以建築物來比喻人類不穩定的垂直構造會比較容易理解。

試想一棟使用磚頭堆砌的建築物。因為建築物是由磚頭一塊、一塊垂直堆砌而成的壓縮結構，所以由上而下壓迫的重量會導致越往下越重。於是，為了支撐整棟建築物的重量，建築物的底部則需要有辦法抗壓的特殊結構。

人體又是如何？沉重的頭部位置，更是加劇了不穩定性。重達四至六公斤的頭部既是極為重要的控制塔，又位於我們身體的最上側；頭部以下的脊椎則以垂直的結構承受，而肌肉也順著脊椎的方向垂直包覆脊椎。假設我們的頭部－脊椎就像磚屋一樣也採垂直方式壓縮的話，結果會是如何？頭部的重量壓迫頸部，上半身的重量壓迫腰部，全身的重量壓迫雙腳。

既然如此，現代人熟悉的烏龜頸、頸椎生理曲度變形、椎間盤突出等，會不會正是演化成直立構造的人類不可避免的宿命呢？由於人類的直立構造不穩定，所以才會變得更容易運用肌肉收縮、壓迫身體的方式來使用全身。因此，我們更需要理解直立姿勢的觀點轉變，以及自己的身體。

讓我們先試著改變對「重力」的觀念。各位對重力的認識是什麼？應該沒有人認為重力是要把我們拉倒在地，或是我們必須與之對抗的對象吧？

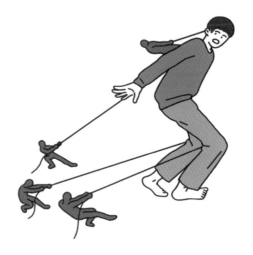

被重力吸引的我

　　還記得本章的起點是「從魚類開始理解人類的解剖學構造」吧？那麼，對於頭部、脊椎皆與地球平行，並且是順著頭部與脊椎的方向自由、從容游泳的魚而言，重力又是種什麼樣的感覺呢？

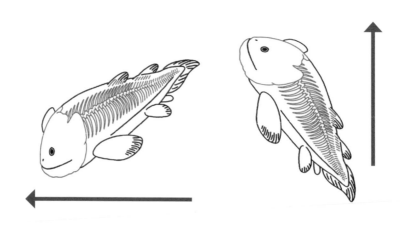

魚在大海中的活動方向性與魚在天空中的活動方向性

　　先想一想在海中悠哉活動的魚，再想一想假如自己的身體變成像右圖那隻朝著天空的魚又是如何？藉由魚的例子，可以得知**我們不是在對抗重力場**（gravitational field），**而是要將觀點轉換成「我們是在接受重力支撐」**。因為當我們放鬆地將重量交給重力時，重力即會以大小相同的反作用力承托著我們。

　　魚類的頭部與脊椎的活動方式當然不適用於人類。由於魚類的頭部與眼睛都是向著前方，因此頭部與眼睛的方向一致。然而，人類的頭部是向著上方，而眼睛卻是向著前方，所以方向自然不一致。儘管如此，當檢視與我們的共通點多於差異點的魚類時，同樣能夠了解「活動的起點」頭部與脊椎的活動方向性究竟有多麼重要。

現在的我是如何站立？

注視前方，然後將雙腳張開至與肩同寬站立後，觀察一下自己。

☑ 試著從整齊排列的站姿依序想像一下頭部、軀幹、腳等各部位的重
　心。將感覺到的各部位重心以「點」的方式標示於圖中。

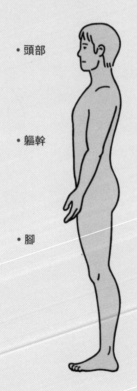

・頭部

・軀幹

・腳

貫通人體的重心線（line of gravity）是沿著體重的重心延伸的直線。下方的左圖即是我們熟悉的垂直軸。

然而，頭部與軀幹、腳的重心卻不在重心線上。如右圖所示，頭部與腳的重心會比軀幹的重心前傾些。由此可見，各部位的重心不一定呈直線，所以當我們的觀念是「沿著直線站好」時，很容易就會將力量施加於頭部與膝蓋等。

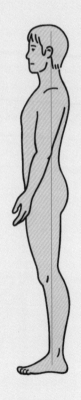
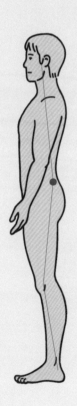

ALEXANDER TECHNIQUE

尋找頭─寰椎─腳的正確順序

臉部與頭部的差異

如同前文提過的磚屋，當我們以壓縮的方式使用自己的身體時，頭部的重量就會壓迫頸部，上半身的重量會壓迫腰部，全身的重量會壓迫雙腳。

請掃描QR Code

頭部是由上而下施壓的壓縮起點。當不良姿勢造成頭部稍微前傾時，會變成什麼情況呢？假如四至六公斤的頭部每往前傾一公分的話，頭部的重量就會增加二點五公斤。因此，當頭部隨著烏龜頸往前傾三公分時，頭部的實際重量就會超過十公斤。

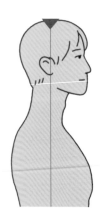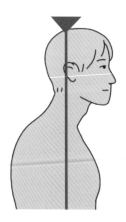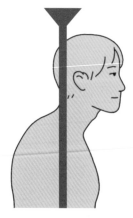

扣除睡眠時間，我們一天之中的多數時間都承受著不容小覷的頭部重量，所以頭部的重量是個相當重要的問題。由於頭部的重量會帶給頸部像是擺放了一塊石頭在上面的感覺，因此也有彎曲頸部的曲線，甚至使其變成超越直線的倒 C 字。

減少頭部重量的第一個方法，就從關於對頭部的認識開始。頭部究竟長什麼模樣、擺在什麼位置呢？讓我們先一起從正面看一下頭部。

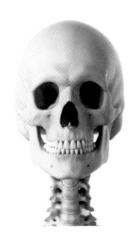

先試著用一手觸摸頭部的頂端，另一手觸摸頭部的末端。假設是以前面為準的話，想必觸摸的會是頭頂與下巴。然而，如果是以後面為準的話，又會是什麼情況呢？讓我們一起看一看下方的頭部側面圖。

如圖示，當我們想要從後面觸摸頭部的末端時，觸摸的部位應該是紅色箭頭所指的後頭，也就是俗稱的後腦勺。

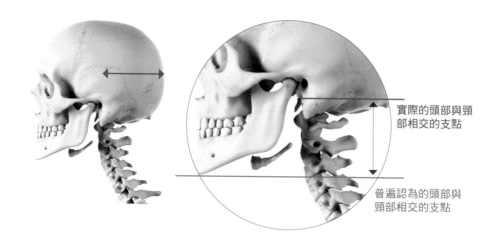

實際的頭部與頸
部相交的支點

普遍認為的頭部與
頸部相交的支點

　　看著這張圖時，可能有些人會覺得「解剖圖好奇怪，和我的頭形根本不一樣」。再加上「我的頭明明很扁啊……」的想法，勢必只會感覺圖中的紅色箭頭處看起來很陌生。然而，這張頭蓋骨的圖片才是正常狀態的解剖圖。

　　既然如此，下巴究竟屬不屬於頭部呢？

　　臉部是眼、鼻、口、耳等感覺器官的所在位置。下巴顯然是臉部的一部分，但我們卻無法在由後往前看的頭部找到「下巴」。

　　從圖中可以仔細看出下巴是透過顳顎關節與頭部分離的獨立結構。因此，下巴並不屬於頭部，只有扣除下巴之外的上顎部分才屬於頭部。

　　因此，我們其實不需要為了「下巴也是頭的一部分」的認知，而背負著隨之產生的不必要緊張與重量。

認識頭部的重量

請掃描QR Code

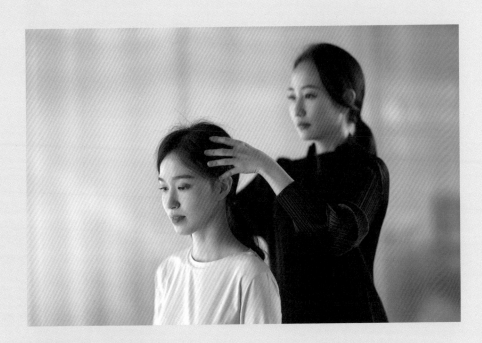

只要矯正頭部位置與對頭部構造的錯誤認識，便能感覺頭部的重量變得不同。

❶ 將下巴納入頭部，想著「頭部＝臉
部」，然後藉由緩緩點頭的過程認知
頭部的重量。

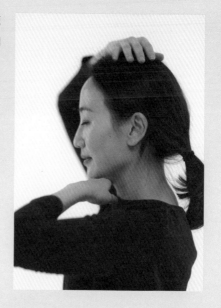

❷ 認知後腦勺的部分，想著球形的「頭
部＋下巴」即是頭部，然後藉由緩緩
點頭的過程認知頭部的重量。

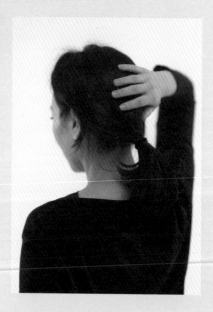

❸ 想著扣除下巴以外的部分，也就是上
　顎以上的部分是「頭部」，然後藉由
　緩緩點頭的過程認知頭部的重量。

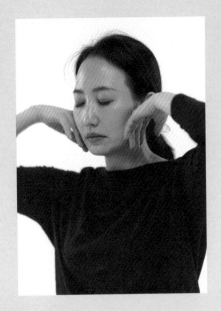

在上述的三項活動中，是否能感受到頭部重量的差異？

比起前兩項活動，在第三項活動中意識頭部的活動較柔和、輕盈的機率應該比
較高。

當認知「包括下巴的頭部」與「扣除下巴的頭部」時，頭部重量之所以會變得
不同，原因在於頭部重量擺放的支點其實不一樣。如果能根據解剖學構造來認
知頭部的話，對於頭部重心的意識也會跟著改變。（若在上述活動中無法感受到重量
的差異，可能是因為活動的速度過快導致可活動的範圍太大，建議以緩慢的速度重新試一試。）

頭部的支架：寰椎

畫一條貫通兩側耳道的線。

畫一條貫通頭頂的線。

畫一條貫通人中起點的線。

是否找到了三條線的交點呢？那裡正是頸部的起點。

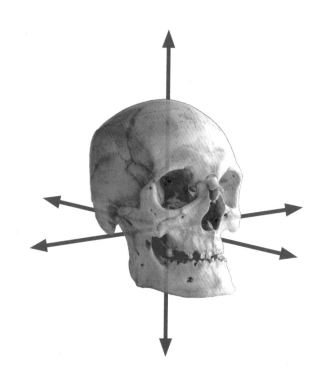

不少人對頭部與頸部的交會處都存在錯誤的認識——因為多數人都會以下巴的末端作為支點，然後以此為準去找出對應的後頸位置。假如「頭部＝臉部」的話，那麼理應由後頸支撐頭部的重量才對。

如圖示，頭部與頸部實際的交會處比想像中來得高且深。像這樣理

解頭部與頸部交會的位置後，便能隨著對頭部重量認知的改變，而擺脫頭部壓迫脊椎一事。

　　若以解剖學的觀點更具體地檢視頸部的話，可以得知頸部是由七個名為「頸椎」的脊椎組成，而和頭部交會的即是這七個頸椎中的第一個頸椎：「寰椎」。如前所述，寰椎位在比我們認知中來得更高、更深層處。

　　寰椎的形態與其他脊椎皆不相同。寰椎沒有其他脊椎都有的椎體，是由兩個平面組成；此外，寰椎也連結了許多肌肉、韌帶等。正是因為擁有與其他頸椎截然不同的獨特形態，以及存在各種附著物的緣故，才使得寰椎的功能如此獨一無二——擔負支撐頭部的角色。

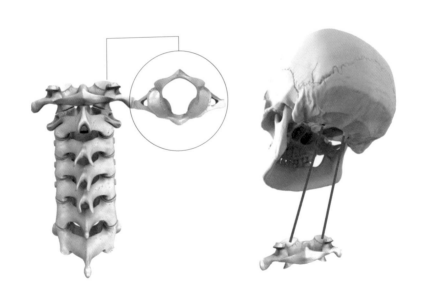

結構特殊的寰椎與其他頸椎／寰枕關節（atlanto-occipital joint，後頭與寰椎的交點）

　　寰椎上方的關節面是為了支撐頭部而存在的，是其他脊椎所沒有的獨特構造。如圖示，頭顱的枕髁（occipital condyle）與寰椎連結；而這兩處的交點，也就是寰枕關節（atlanto-occipital joint）使得頭部可以獨立活動。為了完成此處緊密吻合的結構，因此寰椎的關節面呈凹狀，而寰枕關節呈凸狀。

　　寰椎的英文是（atlas）。這個命名起源於寰椎支撐頭部的模樣，就像是希臘神話中以雙肩撐起整片天的阿特拉斯神（Atlas）。阿特拉斯神是在希臘神話中敗給了與奧林匹斯神族的戰爭後，被懲罰從地球的西方盡處撐起蒼天的人物。恰如得終生吃力、痛苦地背負起蒼天的阿特拉斯神般，寰椎似乎也是一輩子都逃不過支撐沉重頭顱的命運吧？

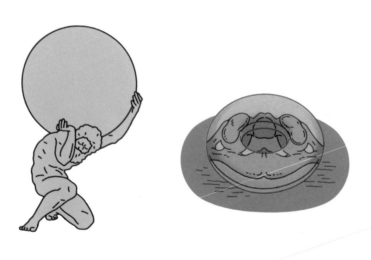

撐起地球的阿拉斯神與以游泳圈心像化的寰椎

　　我們將寰椎想作「阿特拉斯神」的觀念，或許正是造成寰椎更辛苦的原因吧？在意動法（ideokinesis）中，心像化吻合解剖學的形象能使人更加正確地了解身體、實踐更好的活動。因此，意動法會建議我們將阿特拉斯神轉變成下圖──漂浮在水面的游泳圈。光是能將腦中既有的觀念從艱辛地扛起地球的阿特拉斯神轉換成浮在水面的游泳圈這點，就已足夠讓頭部的重量變得不一樣。

　　不妨讓我們一起藉由以下的活動體驗一下脊椎頂端的頭部活動吧！

PRACTICE

找出頭部的起點

請掃描QR Code

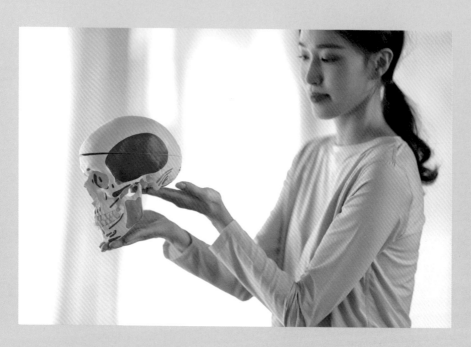

找到頸部與頭部交會的頭部起始點。以前文提過的貫通頭部的三條線認知支點。試著想像該支點上的寰椎與在其上的寰枕關節,以凸-凹形態相互配合的模樣。接著,體驗一下寰椎上的頭部活動。

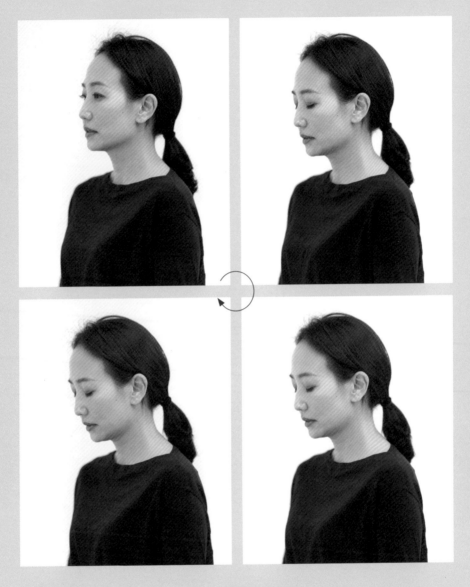

❶ 直視前方。試著在稍微低頭時，感受鼻子隨之向下與向上抬起的後頭。認知
寰椎是「支撐的骨頭」後，在其上方輕微且溫柔地滑動頭部。

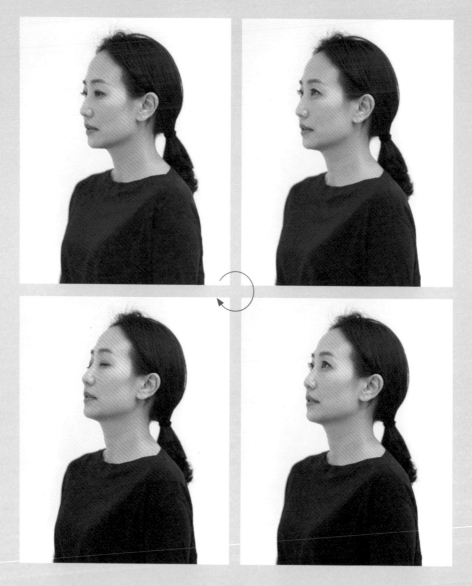

❷ 試著在頭部稍微向後傾時，感受鼻子隨之向上與向下低垂的後頭。

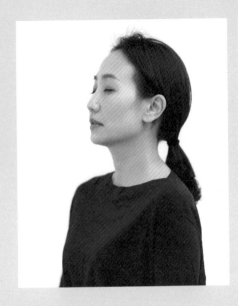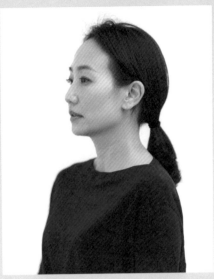

❸ 緩緩回到起初的姿勢。

在小範圍的頭部活動中，應該可以感受到頭部與頸部交會的支點。此時，以寰枕關節為準，連結頭部與第一、第二節頸椎的頭後大直肌（由頭蓋骨後側連結後頸的細微肌肉）會變得活性化。換句話說，也就是藉由極緩慢的小範圍活動過程使用頭後大直肌，體驗頭部如何自然地落在寰椎上。

懂多少用多少的雙腳

在人類的直立構造中，位於最下方的雙腳能夠正常運作的重要性，等同於位於最上方的頭部能夠不壓迫脊椎一樣。如同之前說明過的，當我們想要的不是順應重力的狀態，而是基於反作用力的支撐來維持充滿彈性的直立狀態時，雙腳則必須完全抓穩地面才行。

生活在重力場的我們，一定會有一個以上的身體部位與地面接觸。無論是 B-boy 的頭轉（headspin）動作，或是體操的倒立姿勢等，至少都得靠頭部或手部接觸地面。不過，我們日常生活中最常接觸地面與支撐身體的部位卻是「腳」。我們可以將接觸地面一事，理解為正在貼近圍繞自己的環境，以及與地球建立關係。基於這些觀點，雙腳可謂是環境與我們連結的媒介。只是，如果能清楚雙腳的形態與功能再使用雙腳的話，使用時也會變得更精確、細膩。不妨趁著這次機會，一起好好了解為我們任勞任怨的雙腳吧！

為什麼雙腳有這麼多骨頭？

一隻腳有二十六個骨頭，兩隻腳加起來就是五十二個骨頭。試想一個成人的體內有二〇六個骨頭，意即其中有四分之一的骨頭在雙腳。既然有這麼多骨頭，也就表示雙腳在我們的身體占據了相當大的比重。一隻腳是由三十三個關節、六十四條肌肉、五十六條韌帶所組成。居然是如此精巧的設計？不覺得很驚人嗎？

如果將腳部大略分為三個部分，分別為腳趾所在的足前段、中間部分的足中段，以及包含後腳跟與腳踝的足後段。

　　先來看一看腳趾所在的足前段吧！一定有人會認為這個部分總共有五個骨頭吧？其實，光是腳趾的部分就有多達十四個趾骨。從第二趾到小趾皆各由三個骨頭組成，而大趾則是由兩個骨頭組成。俗稱為「腳背」的足中段，同樣不是只有一大塊骨頭，而是各自擁有來自每一根腳趾向後延伸的五個長蹠骨猶如屏風般展開。至於足後段也有著像島嶼一樣聚集的五個大小不一的骨頭，以及與小腿的骨頭連結的距骨則與屬於後腳跟的跟骨相連。

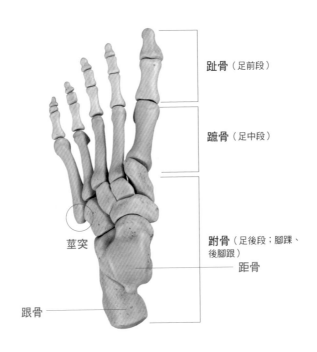

趾骨（足前段）

蹠骨（足中段）

跗骨（足後段；腳踝、後腳跟）

距骨

莖突

跟骨

找出腳骨

請掃描QR Code

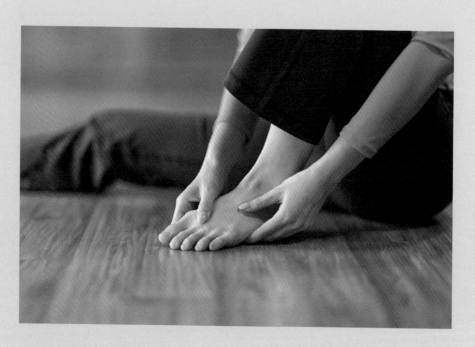

與自己的雙腳拉近距離的第一步，即是逐一找出所有腳骨。依序好好認識每天
為我們辛勤勞苦的雙腳腳骨吧！

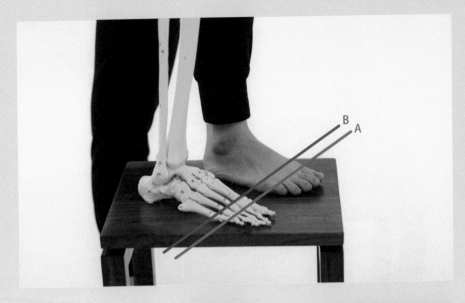

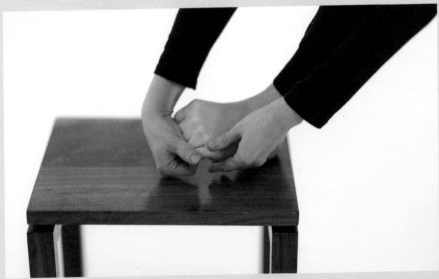

➊ 試著找出腳趾的起點。一般來說，大家很容易會以為腳趾的起點是 A，但其實 B 才是腳趾的起點。

實際摸一摸腳趾的起點，然後再逐一找出十四個趾骨。

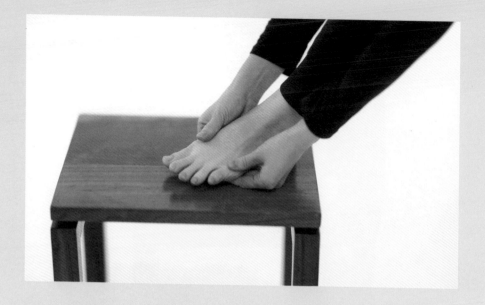

❷ 同樣試著逐一撫摸並找出蹠骨。由於腳背不是一個骨頭，而是五個蹠骨，所以可以嘗試感受十九個腳骨一起活動的感覺。

❸ 透過讓腳趾像扇子一樣展開與收起的活動，認知十四個趾骨。

❹ 將腳掌平放在地面後，腳趾伸展至懸空。接著，依序由小趾－第四趾－第三趾－第二趾－大趾緩緩接觸地面釋放重量。此時，也試著一一認知趾骨。除了腳趾外，也接續重複認知與活動蹠骨的動作。

趾骨比想像中來得長，而蹠骨則比較短、厚，至於第二趾趾骨又比大趾趾骨來得長、薄。每一根腳趾都各自擁有不同長度與厚度、形態的原因，在於每一個蹠骨扮演的角色都有些許的細膩差異。此外，小趾蹠骨的末端有個突起的莖突，扮演的角色則是維持平衡、防止跌倒的緩衝裝置。（參考 p.119）

一隻腳有幾個足弓？

腳部的足弓是為了分散體重並給予身體充分的支撐。足弓在減少衝擊的同時，也為身體提供了穩定性與彈性；當人在跳躍時，足弓甚至可以為我們承受體重十倍以上的重量。

那麼角色如此重要的足弓究竟有幾個呢？我們通常很容易誤以為只有大趾側的縱向足弓，但其實大致上可以**分為內側與外側的縱向足弓、橫弓等三個足弓**。另外，也可以將三個足弓再細分為五個足弓。雖然小趾側的外側足弓因為肌肉比內側足弓來得不發達，所以看起來好像沒有足弓，但實際上外側也有足弓。足足有五個足弓分散著腳部的重量，是不是相當牢靠啊？

我們的腳背是由縱向延伸的內側與外側足弓組成。幸虧有了長弓形的足弓，我們才有辦法長時間行走或奔跑；弓形不僅有助於吸收衝擊，也扮演著支撐肌肉與韌帶、骨頭的角色。橫弓則是為足中段帶來穩定性。當腳部負重時，足弓能有效將重量分散至五個蹠骨，使重量不會傾向單側。

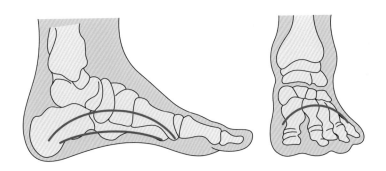

　　腳部的足弓與腳的重心有極大關聯性。前面我們已經了解凹狀的寰椎與凸狀的寰枕關節是如何緊密吻合──可以視作是頭部將重量下壓在第一節頸椎。綜觀整個人體時，其實也是將全身的重量透過腳部下壓於地面。此時，腳部為了有效率地支撐全身重量避免重量，傾向單側，會藉由三個頂點分散重量以維持重心。由內側與外側的縱向足弓、橫弓相互連結形成三腳架的形態，均分重量。

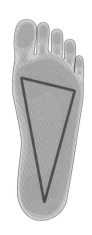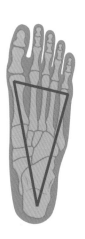

腳部的三頂點

　　然而，假如頭部重量壓得不是寰椎，而是下壓至更下方的脊椎，或是腰挺得太直、膝蓋用力的話，會造成什麼結果呢？原本應該分散成三等分的重量很容易就會通通傾向後腳跟。此外，像是因為骨盆歪斜等姿勢的不平衡引起施加過度重量在單側腳部時，本來該公平均分在兩隻腳的重量也會傾向單側。

　　因此，我們需要透過本體感覺細膩地意識，協助腳部恢復至原本用以分散重量的狀態。讓我們一起藉由以下活動，了解具體的內容吧！

找出足弓

請掃描QR Code

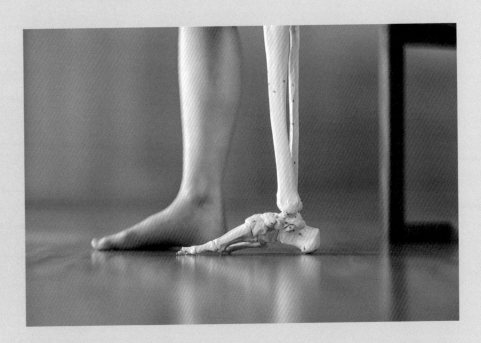

雖然這章的主題是「站姿」，但為了能夠更強烈地感覺足弓，接下來將會以坐姿進行活動。試著逐一找出腳步的足弓。

❶ 坐在椅子上，使雙腳確實接觸地
面後，將右側後腳跟緩緩抬起三
至四公分。抬起後腳跟後，試著
感覺將腳部的重量放在趾骨。

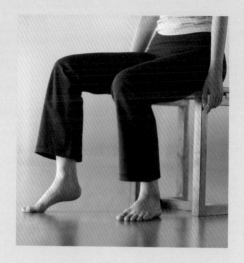

❷ 將施加於每一個趾骨的力量緩緩
移動至小趾，並留意小趾的起點
（第三個關節）。

❸ 將施加於小趾的重量依序由第四
趾－第三趾－第二趾－大趾緩緩
轉移。試著感覺腳趾起點（第四
趾～第二趾為第三個關節，大趾為第
二個關節）的連結，以及橫弓。

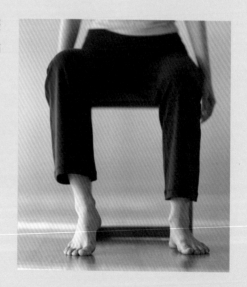

❹ 由大趾－第二趾－第三趾－第四趾－小趾的相反方向轉移重量，並持續感覺橫弓。

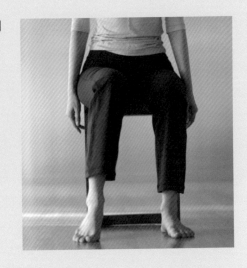

❺ 將提起的後腳跟緩緩放回地面。此時，感受一下蹠骨與地面接觸的感覺，以及內側與外側的足弓。

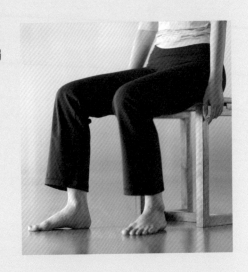

如前所述，腳部的足弓是讓人能好好站立的必要元素。希望各位都能在感受足弓空間感的同時找到良好的站姿。

ALEXANDER TECHNIQUE

主要控制（primary control），
身體緊密關係的重要性

恢復姿勢的恆定性

所有生命體都有恆定性（homeostasis）系統。所謂恆定性，指的是生命體會調節變數使內在環境維持穩定與相對一致的特徵。恆溫動物維持固定體溫的行為，即是恆定性的代表例子；雖然這是用來指稱發生在活著的有機體身上的過程，但現在也將相同概念應用於溫度調節之類的自動調節裝置。

請掃描QR Code

亞歷山大技巧將這個恆定性概念延伸為「姿勢恆定性」。身為第一代亞歷山大技巧教師，同時也是醫師的威爾弗雷德．巴洛（Wilfred Barlow）認為，**姿勢恆定性是為了維持穩定休息狀態（steady resting state）的人體基本系統之一**。人類之所以有辦法維持姿勢，是因為細膩地發生於全身上下的肌肉協調（muscular coordination）。然而，看在巴洛眼中，現代人卻沒有適當啟動人體基本系統的「穩定休息狀態」。於是，他做出了「為了現代人崩毀的姿勢恆定性，亞歷山大技巧的恆定性教育不可或缺」的結論。

以沉重槌頭搭配柔軟槌身的膝跳反射槌（knee-jerk hammer）來說明「穩定休息」會是個恰當的舉例。當我們刺激正常的槌子時，可以見到如圖 a 一樣以靜止點（resting point）為中心和緩搖晃的振動；然而，

當如圖 b 的槌子一樣受到外在的強力刺激導致形態變形時,便不會再有任何振動,僅是僵硬地固定在該種形態。(Wilfred Barlow,《*Postural Homeostasis*》)

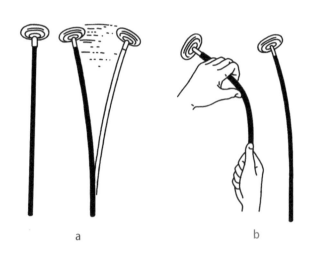

a　　　　　　　　　　b

　　如果使用反射槌的例子來看人體的話,當給予像圖 a 一樣處於穩定休息狀態的正常頭部刺激時,自然就能維持和緩晃動的狀態,但若像圖 b 的槌身一樣是已經遭受彎折,那麼就算再從外在施力也依然只會呈現彎折的狀態。

　　即使是相同姿勢,身體也會像這樣隨著環境的改變而出現細微晃動並加以適應。因此,基於肌肉協調,我們一直默許著穩定休息狀態是身體的常態。只是,我們會不會其實如上圖彎折的反射槌一樣,正在使用肌肉過度活化的僵硬姿勢固定著頭部呢?

主要控制

> **主要控制**：指稱頭部－頸部與其他身體部位間
> 建立的動態關係。尤其是當頭部－頸部－脊椎
> 的緊密關係有辦法完成有效率的協調動作時，
> 便能全面性地提高人體機能。

亞歷山大技巧的主要控制
（primary control），意指主要影
響人體使用的頭部與頸部，以
及與其他身體部位建立的動態
關係（dynamic relationship）。如
前所述，對脊椎動物來說，頭部與頸部的使用相當重要。

如果重心比脊椎更前、上的頭部能使頸部毫無緊張地依循該方向，
那麼包括脊椎在內的軀幹，以及與軀幹相連的手、腳自然也能處於良好
的流動狀態。加上主要（primary）一詞，同樣也是因為頭部－頸部－軀
幹的連結性是脊椎動物完成所有活動的第一步。

「頭動，身即刻跟著動。」

這句話簡單地濃縮了關係的動態性。就直立步行的人類的立場而
言，可能對上述這句話沒什麼感覺，甚至會浮現「往前移動時，不是屁
股先移動嗎？不是腳要先伸出去嗎？」之類的想法。既然如此，我們不
妨把例子的主詞換成其他脊椎動物吧！由於哺乳類的頭部與脊椎是在相
同方向的一條線上，而脊椎方向則是與地面平行，因此只要一往前進，
便是由頭部主導活動，至於包含脊椎在內的軀幹與四肢也會自然地連帶
活動。

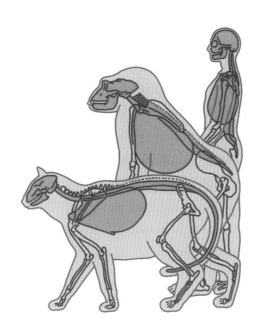

哺乳類、類人猿、人類的頭部－頸部－軀幹之構造比較

　　就像前面文章提過的，人類的構造比其他脊椎動物來得不穩定。頭部位於脊椎的頂端，而脊椎的方向與地面相互垂直，所以才會對「頭動，身即刻跟著動」這句話感到如此陌生。不過，其實各位的童年時期也是採用這種方式站立與步行。原因在於，脊椎動物的頭部－頸部－軀幹的協調（coordination）是人體內建的機制。所有人都是藉由幼兒時期經歷過無數次翻身、爬行、跌倒，才順利建立好頭部－頸部－軀幹之間的關係。因此，在亞歷山大技巧中，認為「每個人的身體構造都早已具備良好的連結性，只是因為固有的觀念與根深蒂固的習慣才暫時消失了」。主要控制的觀點不在於創造全新的東西，而是找回原本擁有的一切。

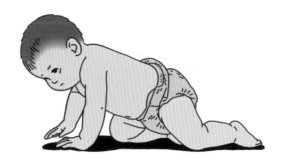

「頭動，身即刻跟著動。」

　　在上一段中，聚焦的重點在於頭部－頸部－軀幹的連結；在這一段則讓我們一起把重點轉移到「即刻」吧！如果想讓奔跑的馬停下來，使用的方法當然就是拉一拉韁繩使其仰頭──只要頭部停止活動，身體也會即刻跟著停下來。假設要用相反方式來形容這件事的話，即是「良好的頭部活動能即刻引領全身隨著脊椎活動」。

　　調整頭部一事，便是像這樣會立刻影響身體的每個部分。「頭部－頸部－軀幹的協調活動是透過有機的連結，極為緊密、迅速地影響彼此。」我們可以用上述的文字來理解主要控制意味著關係之動態性。

（「關係的動態性」將於〈坐姿〉的章節深入探討）

ALEXANDER TECHNIQUE

改善「站姿」的活動

先前提到關於姿勢恆定性的概念，或許會感覺有點難懂。不如讓我們使用比較簡單的活動來試試看吧！

世上不存在所謂完美的站姿。如同透過姿勢恆定性與活動了解到的，我們一直都在細微地晃動著。換句話說，保持平衡得恰到好處的完美姿勢根本不可能。

儘管是在維持站姿，不停輕微搖晃的我們依然會往返於平衡與不平衡之間。原因在於，我們的重心被設計得有別於原始身體構造。自然微晃的頭部位於搖晃的第一節頸椎上，搖晃的軀幹藉由數個關節的連結，妥當地置於能夠隨意活動的雙腳上。

因此，我們必須像這樣理解站姿是持續產生輕微搖晃的「狀態」，而不是一種固定的「形態」。這點與先前提到的姿勢恆定性是一脈相承的概念。只要能將姿勢恆定性的概念與亞歷山大技巧的基本概念「主要控制」融會貫通，便能順利探索更加豐富多采的站姿。

與搖搖晃晃的自己相遇

請掃描QR Code

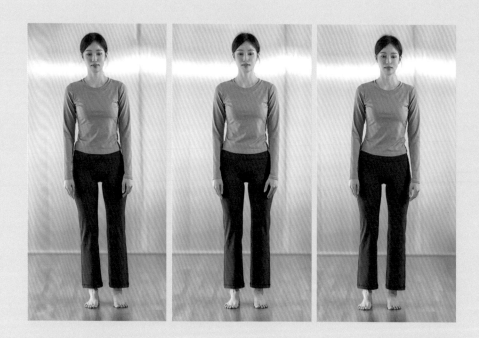

在亞歷山大技巧中，「站好」的目標不會被理解為固定的姿勢，而是試著與細微搖晃的「自己」相遇。

❶ 將雙腳張開至與肩同寬站立後，視線
自然地注視前方。感受腳的骨頭確實
踩踏地面的感覺，同時留意腳部的重
量是否均勻分散、重量是否傾向某一
側。

（當感覺重量傾向某一側時，毋須立刻矯
正或理會，身體會慢慢找到平衡。）

覺察雙腳釋放的力量是否相等、是否
更傾向某一側。

（同理，當感覺重量傾向某一腳時，毋須
立刻矯正或理會，身體會慢慢找到平衡。）

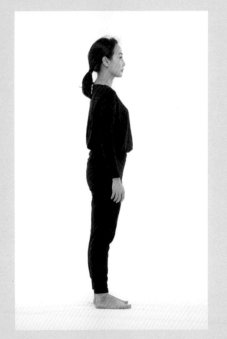

❷ 意識雙腳踩踏著地面的同時，將整個
腳掌承受的重量緩緩轉移至腳趾。

此時，從頭部開始，包含頸部－脊椎
在內的軀幹與雙腳也將重量往前轉
移。

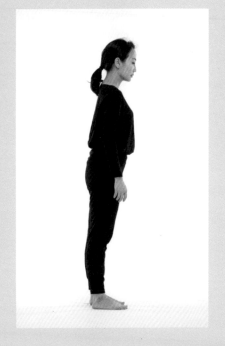

❸ 將腳趾承受的重量逐漸恢復原本的狀態。同理，亦將從頭部開始，包含頸部－脊椎在內的軀幹－雙腳的重量歸回原位。

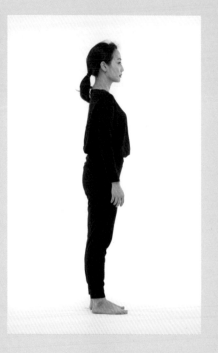

❹ 這次輪到將整個腳掌承受的重量緩緩轉移至後腳跟。從頭部開始，包含頸部－脊椎在內的軀幹－雙腳同樣將重量往後轉移。

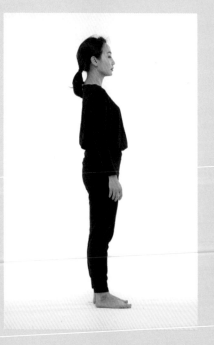

❺ 將腳掌承受的重量逐漸恢復原本的狀
態。同理,亦將從頭部開始,包含頸
部－脊椎在內的軀幹－雙腳的重量歸
回原位。

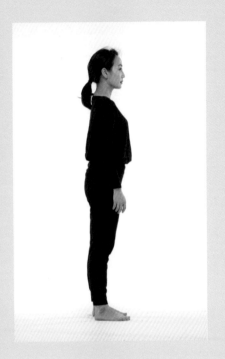

❻ 這次輪到將整個腳掌承受的重量緩緩
轉移至右腳。
此時,雖然左腳依然貼合著地面,卻
沒有承受任何重量。將重量轉移向
右側,而貫通身體中央的排列垂直中
心線,也就是將從頭頂開始,通過人
中－下顎－脊椎的連結線與通過右側
髖關節的膝蓋－腳部相連。

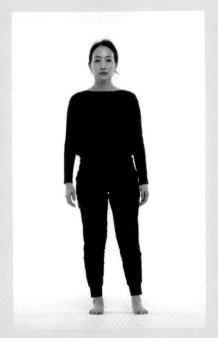

❼ 將右腳承受的重量逐漸恢復原本的狀
態。同理，亦將從頭部開始，包含頸
部－脊椎在內的軀幹－雙腳的重量歸
回原位。

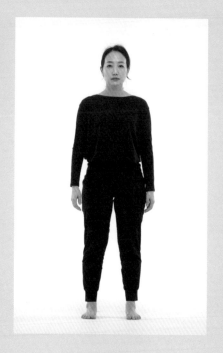

❽ 相反的，將整個腳掌承受的重量緩緩
轉移至左腳。
此時，雖然右腳依然貼合著地面，卻
沒有承受任何重量。將重量轉移向
左側，而貫通身體中央的排列垂直中
心線，也就是將從頭頂開始，通過人
中－下顎－脊椎的連結線與通過左側
髖關節的膝蓋－腳部相連。

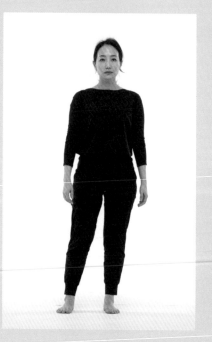

❾ 將左腳承受的重量逐漸恢復原本的狀
態。同理,亦將從頭部開始,包含頸
部－脊椎在內的軀幹－雙腳的重量歸
回原位。

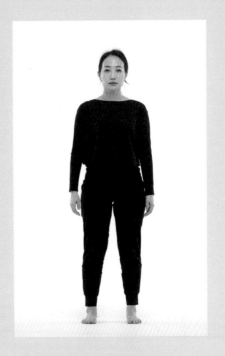

❿ 完成重心轉移的活動後,現在可以感受一下身體的垂直中心線如何。
另外,也稍微感受一下腳掌承受的重量如何、雙腳間的重量是否相等。
雖然是維持著站姿,但可以試著感受其中輕微搖晃的感覺。

完成活動後,隨著姿勢恆定性的自然恢復,應該能夠藉由站姿感覺到自己雙腳
的細微晃動與經過調節的身體。除了雙腳外,是否也感受到骨盆與頭部也在輕
微搖晃呢?站立時,輕微搖晃既不是壞事也不是不穩定,而是極為自然與安全
的事。我們必須理解站姿是像這樣持續產生輕微搖晃的「狀態」,而不是一種
固定的「形態」。

CHAPTER 4

坐姿

「沒有正確的姿勢，只有正確的引導。」

—— F. M. 亞歷山大

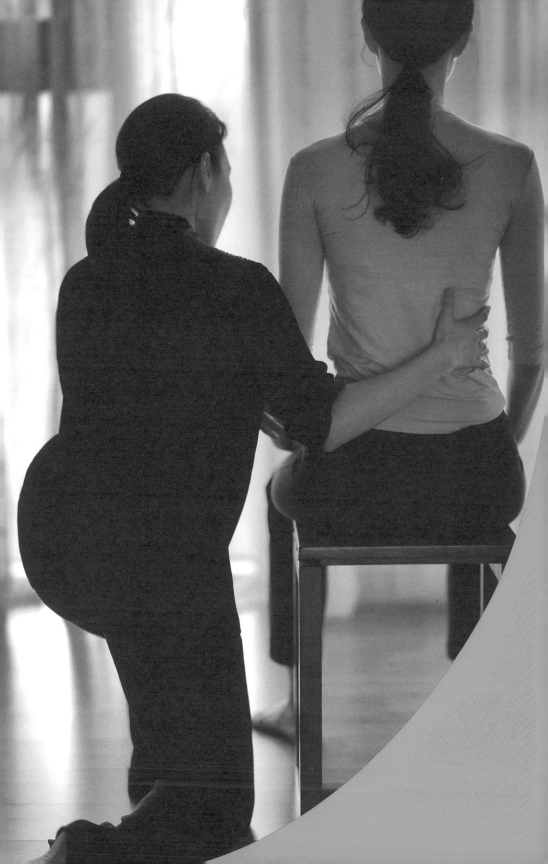

ALEXANDER TECHNIQUE

我所知道的「正確坐姿」真的正確嗎？

請掃描QR Code

　　坐姿大致上可以分為坐椅子、坐地板、蹲坐等，但本章僅會以探討日常常見的「坐椅子」姿勢為主。其實坐椅子並非人類的自然姿勢；因為，這是基於人類的發明物「椅子」才形成的人為姿勢。

　　讓我們先藉由檢視椅子的歷史，更加深入地了解「坐椅子的姿勢」。回溯至古埃及時代，即可一窺椅子的原型。當時，只有代表統治群體與城市的人才能擁有椅子、坐椅子。

　　過去只有特殊人士能坐的椅子的普遍化，則是在進入近代社會以後的事了。當然也是多虧了工業化，椅子才得以大量生產。隨著椅子的供給變得普及，需要學習如何坐椅子的我們也因此在學校接受了關於「坐好」的教育。很諷刺的是，從前是特殊階層專屬物的椅子因產業發展而普遍使用，卻反而被用來作為融入社會生活的工具，著實令人震驚。

　　本章將帶各位一起了解一下，對你我來說不只是熟悉，甚至可能已經是日常生活不可或缺的「坐椅子」，究竟該如何成為有用、有效率的生活技術，而不再是一種累贅。

普遍化的生活姿勢，坐姿的難處

一般來說，現代人的一天大概有三分之一的時間都是坐在椅子上度過。我們每天都坐在椅子上用餐。在學校之類的教育機構，基本上也是坐在椅子上讀書；上課期間，學生們不會移動，僅是坐在椅子上聽課。這樣的教育，也一直持續到成人以後。在職場的工作時間，我們同樣守著自己的座位。甚至到了閒暇時間，我們依然是坐在沙發或其他形態的椅子上看電視、與他人聊天。

除了睡覺或移動至某個地方的時間外，基本上可以說多數時間的我們都是坐在某處。那麼，各位又是如何進行如此頻繁、熟悉的「坐姿」呢？

許多人都對於坐椅子的不適與難處議論紛紛。有人說不適的原因是「如果坐好、坐正的話，根本沒辦法長時間維持相同姿勢，沒多久就會開始彎曲」，甚至也有人認為「明知道彎駝是不好的姿勢，一直想要矯正，但好難」。

我們所知道的「正確坐姿」真的正確嗎？讓我們藉由經驗解剖學與亞歷山大技巧的概念等，了解一下自己熟悉的正確坐姿究竟是不是源自錯誤的標準。

我現在怎麼坐？

1. 坐在椅子上，並將雙腳平放在地。

2. 試著採取彎駝的坐姿。

3. 試著採取挺直腰桿的端正坐姿。

4. 試著採取介於彎駝坐姿與端正坐姿之間的坐姿。

• 認知活動：比較三種坐姿的差異。

☑ 在三種坐姿中，自己平時最常採取的是哪一種姿勢？

☑ 在三種坐姿中，自己感覺最舒服的坐姿是哪一種？

☑ 在三種坐姿中，自己認為哪一種是正確的坐姿？

一般來說，大家都會認為挺直腰桿的端正坐姿是正確的坐姿。說明正確坐姿時，我們也通常會以「腰挺直、坐端正」的方式表達。

然而，用力挺直腰桿形成的姿勢，不可能會是「正確姿勢」——因為刻意挺直腰桿端坐，只會使腰部變得過度緊張。一旦身體出現了不必要的緊張，便不可能長時間維持該姿勢。

所謂的正確坐姿，指的是不過度使用身體任一部位，並且有辦法長時間維持該姿勢的狀態。這項前提不只是包括腰部在內的脊椎，而是連頭部與頸部、骨盆與雙腳都必須處於協調的關係。

目標不在於用力模仿表面上的坐姿，而是找到能夠舒適排列與維持平衡的坐姿。

ALEXANDER TECHNIQUE

認識「坐著的骨頭」：坐骨

尋找坐骨

先前曾提過「站立於地球這個重力場環境的你我，身體勢必至少有一個部位需要與地面接觸」。既然如此，當坐在椅子上時，我們究竟是用哪裡坐呢？又是由身體的哪個部位接觸地面支撐重量呢？

請掃描QR Code

想必有不少人都會回答「用屁股坐」、「用腰部支撐重量」。當我們坐在椅子上時，與椅子接觸的身體部位是「坐骨」，而支撐上半身重

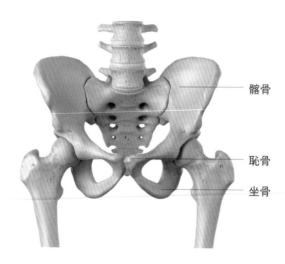

髂骨

恥骨

坐骨

146

量的部位則是包含坐骨在內的骨盆。骨盆是由三個部位（髂骨、恥骨、坐骨）組成，最下方即是坐骨。漢字是「坐骨」，英文是「sit bone」的這個部位，其實早已從名稱透露了自己的功能——也就是「坐著的骨頭」。

坐骨是扁的嗎？

就坐骨的領域來說，我們實際坐的部位是坐骨結節（ischial tuberosity）。坐骨結節很容易給人一種「扁平」的印象，但如圖示，坐骨結節的下方是四邊形的形態，而整體則呈現圓形的模樣。坐下時，重量會落在被劃分為粗糙的下側部分與相對柔軟的上側部分的坐骨結節中間處。既然如此，那麼具體上來說，應該把重量放在哪個支點比較好呢？

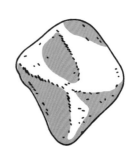

由下往上看的坐骨結節

我們通常會習慣去找出某一個支點。試想一下搖椅的模樣，就會知道其實很難決定是由哪一個支點承受重量。即使搖椅處在不動的靜止狀態，重量也是施加於底部弧面的一定面積，而非相對平坦面的單一部分。

坐骨結節亦是如此。我們必須將重量施加在坐骨結節內相對平坦的區域，而不是單一支點。

在日常生活中，我們的坐姿很常像下一頁的右圖一樣彎駝。坐姿彎駝時，就像圖示般使上半身的重量落在坐骨後側，而骨盆也會往後傾。一旦骨盆受到拉扯，自然就連帶拉扯腰部，導致椎間受到壓迫。

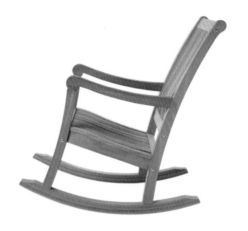

　　另一方面，我們經常認為的正確姿勢「挺直腰桿端坐」也如左圖示般，是將上半身的重量施加於坐骨前側的狀態。在這種狀態下，骨盆同樣會往前傾，而腰部也會變得過度伸展。

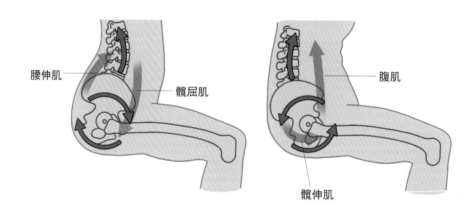

　　於是，當重量被放在坐骨以外的其他部位時，脊椎與骨盆就會變成承受壓迫的構造，所以我們需要確實理解與運用坐骨的中間位置。首先，我們先透過以下活動來找一找坐骨的位置。

找出坐骨

請掃描QR Code

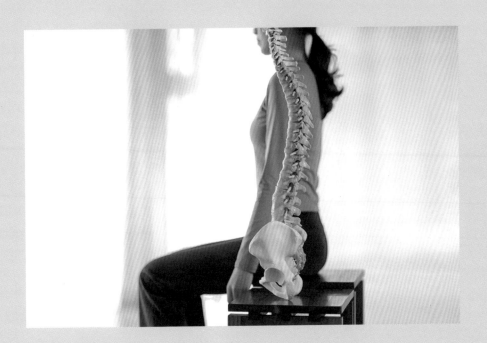

直接感受坐下時扮演支撐身體的坐骨究竟是什麼樣的形態與活動方式。

❶ 將右手置於右側臀部下方深處，尋
找右側坐骨。
以右手承受右側坐骨的重量後，試
著移動坐骨。

❷ 移開右手，重新感受一下右側坐骨
置於椅子上的感覺。

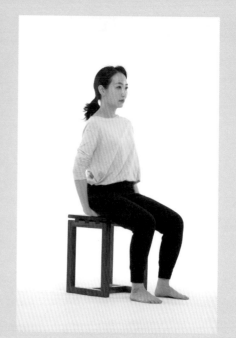

❸ 將左手置於左側臀部下方深處，尋
找左側坐骨。
以左手承受左側坐骨的重量後，試
著移動坐骨。

❹ 移開左手，重新感受一下左側坐骨
置於椅子上的感覺。

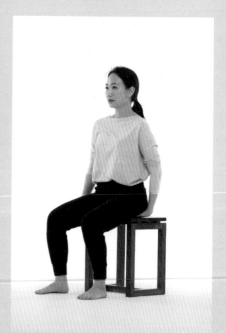

❺ 坐下的同時認知兩側坐骨。

感覺一下兩側坐骨釋放的重量相不相
同。

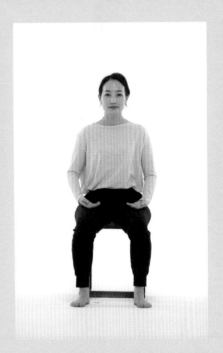

• 建議使用方便認知坐骨的硬椅。

透過本體感覺認識的坐骨如何呢？

認知到坐骨的許多人都說「我從來不知道有如此堅硬的骨頭藏在臀部深處」。

坐骨即是像這樣被精巧地設計成有辦法支撐上半身重量的穩定形態。

兩個骨盆與將其連接的薦骨

先前提到關於「我們究竟是用哪裡坐呢？」的問題，也說過多數的答案都是「用屁股坐」。此時，大部分人腦海中浮現的「屁股」應該都是「脊椎末端的那一個屁股」。

只是，屁股不是「一個」，而是被分為兩個部分，也就是左骨盆與右骨盆；這兩個左骨盆與右骨盆則是再由「薦骨」和脊椎骨相互連結。

直立的人類構造，是頭部重量會沿著脊椎而下，經由兩個骨盆分散後，再透過連結雙腿的雙腳支撐。雖然頭部－頸部－軀幹是由一根軸連結，但以骨盆為基準時，則是分散為兩根軸。

因此，當我們坐下時，兩個骨盆會各自分擔與承受重量，對雙腿與雙腳的連結相當重要。

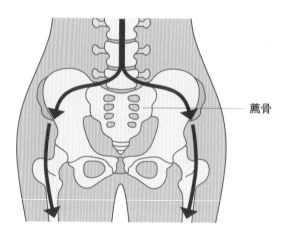

薦骨

如果蹺腳坐的話，會怎麼樣呢？

　　原本應該平均分散在兩側骨盆的重量會因而傾向某一側。如果持續維持這種姿勢的話，便會導致骨盆歪斜，所以務必留意自己的坐姿是否能夠將重量均勻地分散至兩側骨盆。

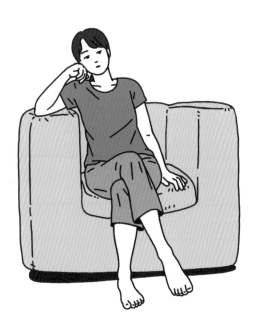

ALEXANDER TECHNIQUE

引導（direction），容許最適當的支撐─最少的壓迫

運用引導認知身體構造的連結

亞歷山大技巧的引導（direction）是同時意味著認知訊息與空間方向性的一套語言，指稱運用有意識的思想在無意識的動作中釋放不必要的用力與緊張，協助恢復身體的原始狀態。亞歷山大技巧的基本引導如下：

請掃描QR Code

> 容許自己的身體自由。
> 容許自己的頭部向前與向上。
> 容許自己的軀幹變長與變寬。

在前面〈呼吸〉的章節中，我們曾經嘗試過使用「容許」代替「做」來進行腹部活動。同理，日常的姿勢也適用相同原理。我們需要的不是實際調整頭部位置向前、向上，而是在浮現認知訊息的同時只有行動的意圖。這段說明可能聽起來相當奇怪或困難，因為我們一直以來學的都只有直接做某項動作或運動的方式。我們將藉由接下來的活動更加詳細地了解何謂引導。

認識引導

請掃描QR Code

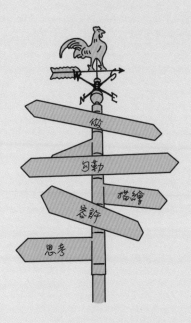

為了能在想起認知訊息的同時理解僅具動作意圖的引導，接下來將使用多樣化的引導句子來舉起右手。

❶ 舉起右手。

❷ 勾勒舉起右手的畫面。

❸ 容許舉起右手。

❹ 思考舉起右手的畫面。

實際聽起來的 1 與由認知訊息開始形成動作的 2、3、4 間有什麼差異？普遍來說，立刻進行動作的 1 與透過認知訊息形成的 2、3、4 間，動作速度、柔軟度、肌肉的緊張程度等皆存在差異。當句子是由認知訊息組成時，用於舉手的肌肉通常會變得沒那麼緊張，並且更柔軟、更慢。（此處介紹的是透過臨床實踐得到的一般結果，實際情況可能因個人經驗而出現差異。）

其實，F. M. 亞歷山大曾在其著作《亞歷山大技巧：身心運用的優化之道》（The Use of the Self）中，使用勾勒（project）與指示（order）作為認知訊息。由於 F. M. 亞歷山大是生活在百餘年前的英國，與現在使用的語言早已大不相同，因此第二、三代的亞歷山大技巧國際教師們則傾向自由選擇使用容許（allow）、思考（think）、邀請（invite）等詞彙。引導的選擇之所以能夠如此自由，原因在於從每個人內在喚起全新體感經驗的認知訊息可能都不一樣。

各位覺得在 2、3、4 中，哪個句子與 1 的差異最強烈呢？推薦各位可以試著練習使用差異最強烈的認知訊息來練習引導。不必執著於單一的引導句子，自由選擇即可。明白各自的體感經驗與他人不同的獨特性，也正是亞歷山大技巧的哲學。

藉由最佳支撐實現最小壓迫

　　亞歷山大技巧的基本概念之一是：「最少的努力與最高的效率」。因此，如果從人體構造的層面理解的話，亦可將其表達為「藉由最佳支撐」（optimal support）實現「最小壓迫」（minimal compression）。

　　為了確實理解如何使用承受著最小壓迫與最佳支撐的身體，首先得要清楚人體構造的系統。若要將組成人體的數個子系統稍微分類的話，則可以分為「骨骼、肌肉、筋膜」。

　　骨骼，讓我能夠穩定存在。

　　肌肉，讓我能夠隨意活動。

　　筋膜，將我柔軟且有彈性地連結起來。

　　骨骼是組成我們身體的基礎結構。恰如建築物的鋼筋扮演著支撐負重的角色般，人類骨骼同樣是穩定支撐重量的要角。

　　不過，「活動」是人類與生俱來的設計。我們會隨著時間的流動而開始在不同的空間活動過生活。讓這些活動變得可能的，即是裹覆著骨骼的數層肌肉。七百多條肌肉時而獨立運作，時而依據情況形成肌群合力發揮功能，使得活動一事變得可能。

　　此外，這些肌肉系統無法單靠肌肉運作。唯有在具備彈性與張力的結締組織筋膜好好將身體連結起來時，我們才得以順利活動。

有效率地維持姿勢的策略

> **姿勢肌與相位肌：**由於姿勢肌會使用有氧系統，以及處理相對低強度工作的負重，因此又被稱為非疲勞性肌肉；相反的，相位肌使用無氧系統收縮，同時也因為能夠將儲存的 ATP（三磷酸腺苷）瞬間轉換成能量以應付高強度的負重，所以被稱為疲勞性肌肉。相位肌不僅比姿勢肌的速度快二至三倍，累積緊張的速度也與其激發的強大力量成正比。

活動的關鍵在於肌肉的活化，意即肌肉的收縮。此時，雖然肌肉的活化會根據活動的性質變得不同，不過還是可以大致劃分為姿勢肌與相位肌。

像是站立、坐等姿勢都是日常需要長時間持續的活動，所以必須在不會疲勞的狀態下完成這些低強度工作的負重。因此，顧名思義就是得使用以姿勢肌為主的肌肉，但這樣的情況實際上卻不多。就算不是跑百米賽跑或踢足球，只是一整天都坐在書桌前或站著時也會覺得身體緊繃、疲倦的話，那就表示我們在應該使用姿勢肌的活動中使用了相位肌。

我們可以藉由「最佳支撐實現最小壓迫」，以便在不使用不必要相位肌的情況下有效率地坐好。如前所述，因為肌肉的活化是活動的基礎，所以在一般的運動或復健過程中，大多會於指導時以肌肉系統為中心來理解動作與進行活動。

使用肌肉時，通常應該先從敲擊鍵盤、扣鈕釦等小肌肉的活動，再到爬樓梯、跳躍等大肌肉的活動，根據活動的強度依序增加肌肉的作用。以從深層肌（local muscle）往表層肌（global muscle）的方向為佳。不過，對於早已習慣大幅度、快速動作的我們來說，難免會對使用位於身體深層的姿勢肌感到有些陌生。因此，即使實際展示活動並且搭配了詳細說明，依然很容易覺得只使用特定肌群是件艱難、抽象的事。

在身心學中使用的策略則是：「先想像骨頭的活動後，慢慢移動它」。由於骨頭無法移動，因此這是矛盾的說法，但是當認知到骨頭的緩慢移動時，骨骼附近的深層肌會隨之變得活化，進而依序動員其他肌肉。此外，透過對骨骼的認知，也能獲得更加鞏固的支撐。

在骨骼的穩定支撐中，我們可以試著想一下「從深層的肌肉開始，肌肉正在被依序使用著」，然後在意識「藉由筋膜進行柔軟且具彈性的活動」的同時實現動作。如此一來，骨骼系統既能給予最佳的支撐，而肌肉─筋膜系統的連結完善又能減輕我們身體易於因重力受到壓迫的壓力。

ALEXANDER TECHNIQUE

改善「坐姿」的活動

　　先前透過理解亞歷山大技巧的引導，我們已經體驗過如何思考認知訊息，以及有意識地開始動作的活動。現在，我們會實際進入將引導應用於坐姿的階段。從應用了引導的坐姿開始，依序探討日常生活中經常使用的無背椅坐姿與有背椅坐姿。在坐姿的活動過程中，希望各位都能在專注於引導的同時嘗試慢慢活動。各位還記得自己最有感覺的認知訊息吧？雖然接下來會使用「容許」作為範例，但「勾勒」、「描繪」、「思考」也都可以使用，任意將其重新組合為適合自己的句子亦無妨。

　　此外，也會以「先想像骨頭的活動後，慢慢移動它」的策略為基礎來活動。因此，即使在進行以下活動時，也希望各位都能於認知骨骼架構後，試著在腦海中描繪頭部－頸部－軀幹－骨盆的連結，並且盡可能地放慢動作。

—— **PRACTICE** ——

運用引導方式的坐姿

請掃描QR Code

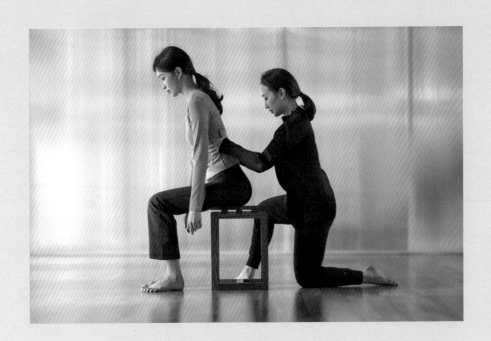

我們不如試著一起將之前談過的引導應用在實際的「坐姿」吧！比起刻意做某些動作或姿勢，專注於引導並藉由內感覺好好意識自己的坐姿才更重要。

❶ 以無背椅的前側三分之一為基準點
坐下。同時認知置於椅子上的右側、
左側坐骨。

接下來，試著想一想以下的引導。

先想著「我容許自己的頸部自由」；
然後想著「於是，我也容許自己的
頭部向前、向上」；最後想著「於是，
我容許自己的軀幹變長、變寬」。

嘗試透過三個引導句，以骨盆為準，
認知距離較遠的頭部與連結兩者的
脊椎之間的每一個空間。

嘗試透過三個引導句，以身體的中
軸為準，認知向外延伸的肩膀、肋
骨、骨盆。

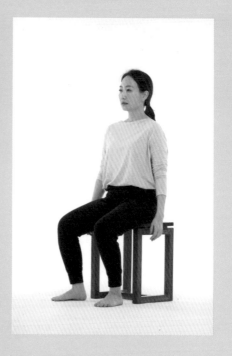

❷ 認知兩個骨盆間的薦骨存在後，試著將重量轉移至右側骨盆，接著再將重量
轉移至左側骨盆。

試著認知連結骨盆與頭部的中軸——脊椎。

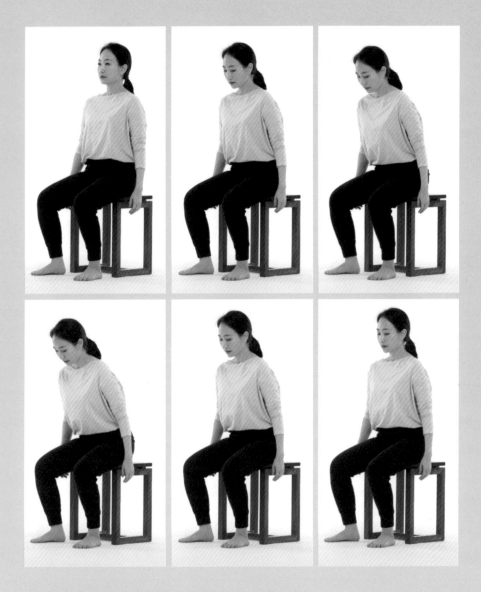

③ 由頭部帶領動作進行活動，將軀幹傾向視線前方。

在軀幹維持傾向視線前方的狀態下，認知坐骨前側承受的重量。

接著，由頭部帶領動作進行活動，恢復直立的坐姿。

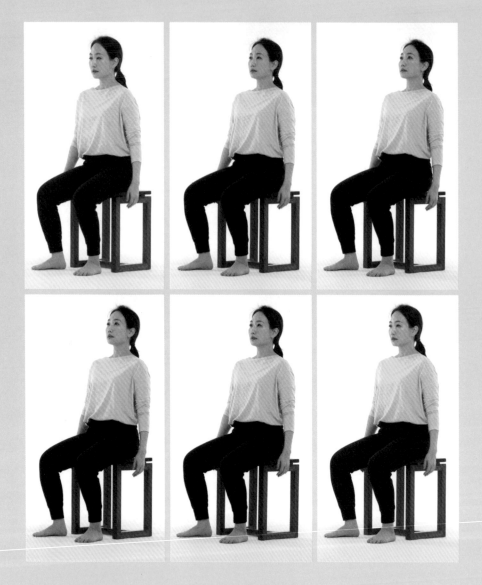

④ 由頭部帶領動作進行活動，將軀幹傾向視線後方。

在軀幹維持傾向視線後方的狀態下，認知坐骨後側承受的重量。

接著，由頭部帶領動作進行活動，恢復直立的坐姿。

無背椅的坐姿

請掃描QR Code

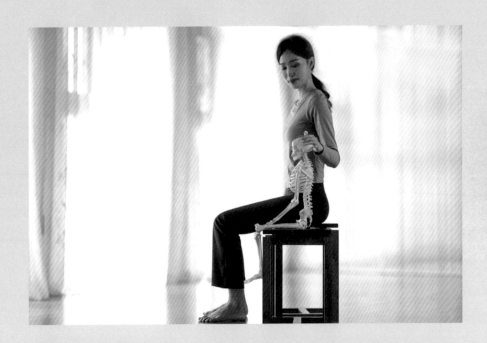

使用無背椅練習坐姿的原因，是為了不要依賴椅背。當我們靠坐在有背椅時，總是容易習慣性地坐在坐骨後側。如此一來，腰部自然坐成了彎駝的狀態。因此，建議初次練習坐姿的人可以先使用無背椅練習。

❶ 以無背椅的前側三分之一為基準
點坐下。將雙手置於大腿上方。
試著認知置於椅子上的右側、左
側坐骨。
意識頭部－頸部－軀幹－骨盆的
連結。

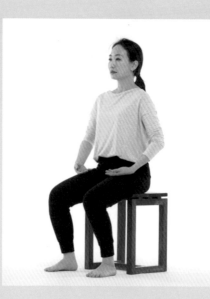

❷ 從頭部活動開始，將視線前方朝向胸骨。此時，不要將注意力放在下顎與胸
腔縮小的部分，而是專心於後頭與後頸的拉開距離。盡可能地放慢動作。稍
微停頓後，試著感覺一下視線所及處的更多活動。

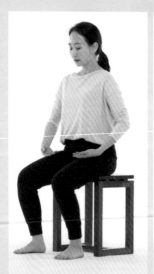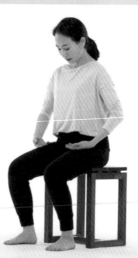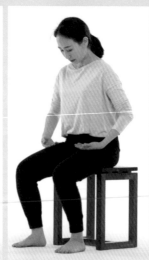

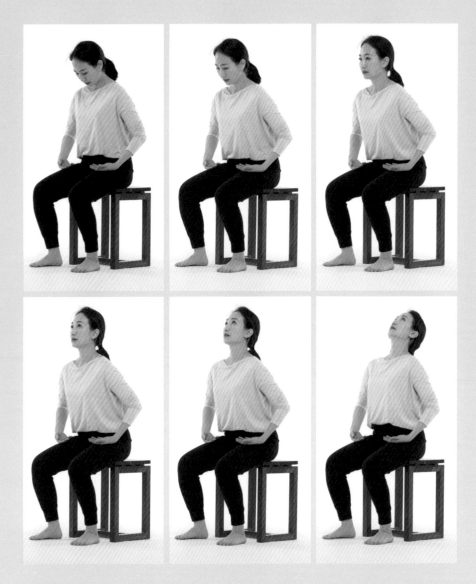

❸ 感受從後腦勺延伸至後頸的感覺後，將原本停留在胸骨的視線逐漸以掃視的
方式凝視正面，接著再慢慢轉向天花板。
此時，頭部是跟隨視線移動，而頸部是跟隨頭部移動。

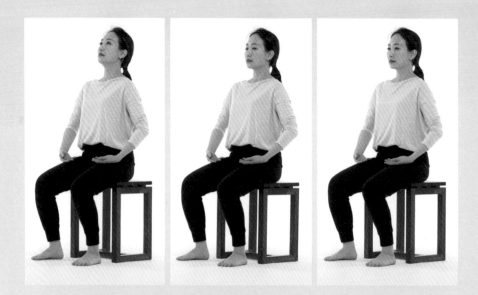

④ 將原本停留在天花板的視線逐漸轉回凝視正面，恢復起初的姿勢。

雖然是與一開始相同的姿勢，但可以試著意識一下身體變得不同的構造連結。

—— PRACTICE ——

有背椅的坐姿

請掃描QR Code

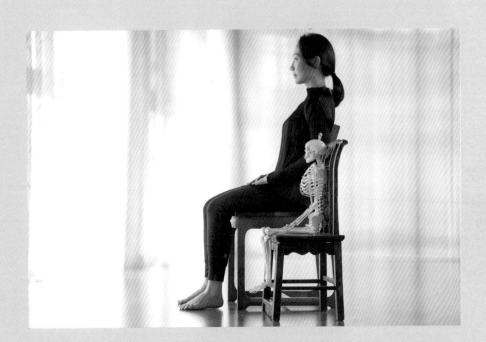

我們在日常生活中見到的椅子，幾乎都是有背椅。此外，如果得長時間坐在椅子上的話，當然也會需要選用合適的椅背。在這次的活動中，我們將會練習有背椅的坐姿。

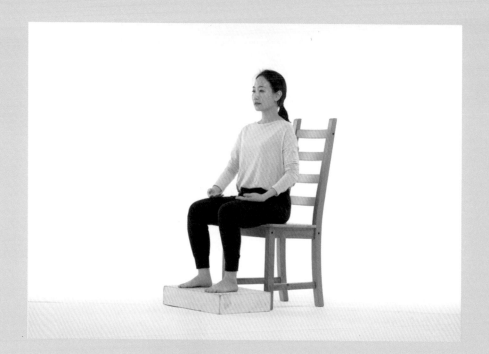

❶ 不要靠在椅背，以有背椅的前側三分之一為基準點坐下後，將雙手置於大腿上方。

試著認知置於椅子上的右側、左側坐骨。

意識頭部－頸部－軀幹－骨盆的連結。

• 椅子高度與身長不合是相當常見的狀況。當坐上椅子後膝蓋呈直角時，後腳跟卻不著地的話，則必須如照片所示般墊高地面的高度。

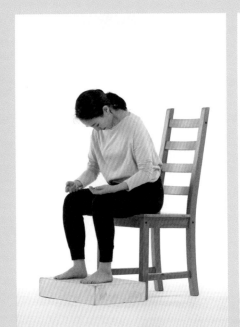 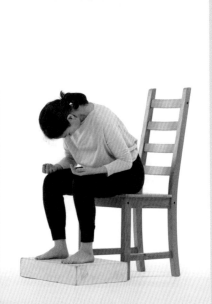

❷ 從頭部活動開始，將視線前方朝向胸骨。

此時，不要將注意力放在下顎與胸腔縮小的部分，而是專心於後頭與後頸的拉開距離。將上半身緩緩往下彎。

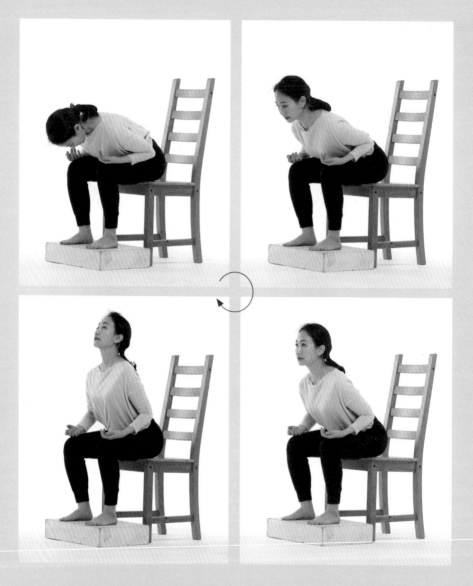

❸ 將地面作為視線的起點,以掃視的方式掃過正面後,慢慢轉向天花板。

　此時,頭部是跟隨視線移動,而頸椎與軀幹是跟隨頭部移動;至於骨盆,則
也是跟隨上述動作一併活動。

　以盡可能緩慢的速度進行動作。

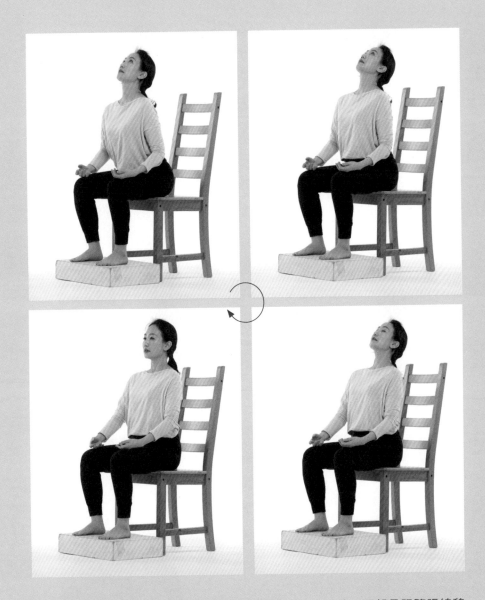

❹ 將原本停留在天花板的視線重新轉回凝視正面。此時,頭部是跟隨視線移
　動,而脊椎與軀幹是跟隨頭部移動;至於骨盆,則也是跟隨上述動作一併活
　動。以盡可能緩慢的速度進行動作。雖然是與一開始相同的姿勢,但可以試
　著意識一下身體變得不同的構造連結。

❺ 以雙手抓住椅子後側。認知右側
坐骨後，僅將右側坐骨往後移動；
並且意識右側骨盆也在同時移動
一事。

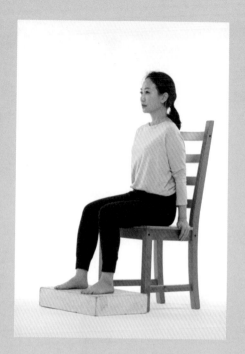

❻ 這次則是在認知兩側坐骨中的左
側坐骨後，僅將左側坐骨往後移
動；此時，也要意識左側骨盆也
在同時移動一事。

❼ 重複 5～6 動作；感覺就像是坐
骨正在朝著椅背一步步走去一樣，
直到骨盆後側碰觸到椅背為止。

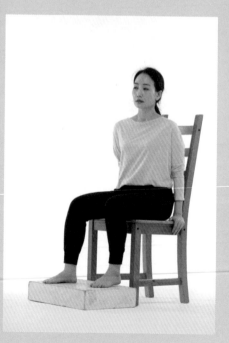

⑧ 透過坐骨走路的動作到最後接觸椅背來認知整個背部。試著意識背部與椅背的確實接觸，不必施力推動背部。

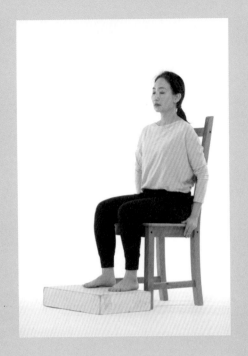

⑨ 將坐骨結節的平坦部分妥善置於椅座，然後試著想一想以下的引導。

「我容許自己的頸部自由。」

「於是，我容許自己的頭部向前、向上；我容許兩個坐骨、兩個骨盆拉開距離。」

「於是，我容許自己的軀幹在保持確實接觸椅背的同時變長、變寬。」

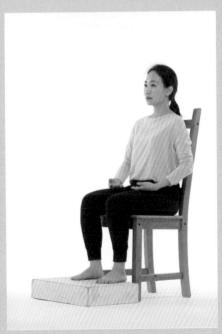

PART 3　　　　　　　　　　活動的技巧

我們已經在前面學到了關於躺臥、坐、站立等姿勢的方法。

從現在開始，將會把內容稍微延伸至日常的活動。

所謂的理想活動，指的是能夠在不費力與沒有不必要緊張的
狀態下，從事任何自己想要的活動。而在活動的過程中，最
重要的是可以協調地使用身體的每一個部位。

這個部分會將坐姿延伸至由坐到站，以及由站到走的活動。

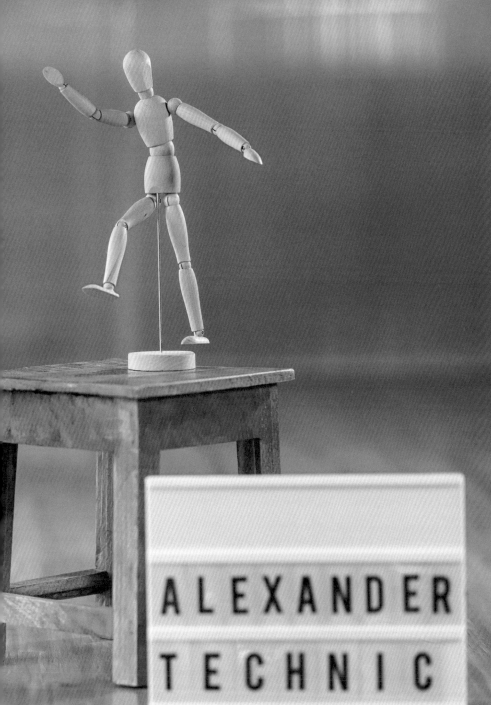

CHAPTER 5

由坐到站

「依循身體結構取得具力學優勢的姿勢，終究還是得靠活動。」

—— 馬佳麗・巴斯道（Marjorie Barstow，第一代亞歷山大技巧教師）

* 依循身體構造取得力學優勢的姿勢（position of mechanical advantage）：在亞歷山大技巧中會善用考量身體構造後取得力學優勢的姿勢，最具代表性的姿勢為半仰臥式與猴子姿勢。

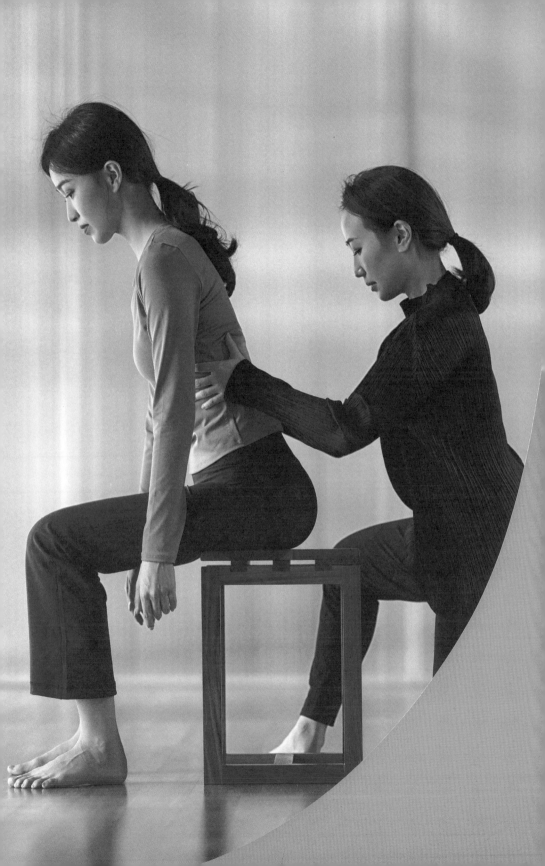

ALEXANDER TECHNIQUE

我該如何彎曲自己的身體？

　　達成理想活動的第一步，即是藉由與姿勢的比較來建立對於活動的概念。

請掃描QR Code

　　所謂的姿勢，指的是像臥姿、坐姿、站姿等讓身體處於固定的形態，其特徵則是該姿勢的狀態會持續存在。在前面的章節中已經說明過雖然姿勢的屬性是維持某種固定的形態，但身體各個部位其實會在保持姿勢的同時具備「動態關係」，並且向各位提出「容許姿勢存在細微晃動」的建議。就身心學的觀點而言，經過重新定義的姿勢應該是強調連結的「流動性」，而非支撐形態的「固定性」。因此，可以將其理解為「活動就是被容許的姿勢」。

　　一般來說，活動是被定義為隨時間改變的位置變化。相較於維持在某種形態的姿勢，活動則是從打破姿勢的保持開始；換句話說，物理的「力量」是破壞姿勢保持的起始要因。經破壞的形態，具有在過程中改變的屬性。我們不妨一起藉由以下的各種活動範例詳細了解一下吧！

1. 面對迎面飛來的球，會不由自主地為了保護自己而狂眨眼睛
2. 置身於舒適的情境時，呼吸得相當自然且順暢
3. 面對即將來臨的報告時，會刻意深呼吸
4. 為了打開房門而從椅子起身走向門的位置

　　1、2 是在無意識中發生的活動；相反的，3、4 則是在有意識中發生的活動。即便 2、3 都具有關於呼吸活動的共通點，但 2 的無意識呼吸與 3 的有意識呼吸卻會根據意識的有無而形成層次截然不同的呼吸。我們可以從範例中得知，活動除了會基於有目的的行為而發生有意識的活動外，同樣也會發生在無意識的情況。

　　在身心學的教育中，活動的重要度並不會因為無意識或有意識而有所不同。話雖如此，卻也不能將兩者混為一談。假如為了要放鬆站姿的不必要緊張，而將「容許內在無意識發生的晃動」理解為「將重心放在雙腳前後的活動」，便可能反而會導致肌肉的過度緊張。

　　所謂的「活動」，通常應該像 4 一樣是為了移動身體的隨意活動；這又被稱為動作（action）。接下來，將正式讓各位了解更有效率地隨意活動的方法。

	概念	特徵	詳細內容
姿勢	身體處於固定的形態	狀態的持續	姿勢恆定性： 在某個姿勢時，可能發生無意識的活動
活動	隨時間改變的位置變化	過程的變化	可以區分無意識／有意識的活動 有意識（隨意）的活動通常被稱為動作

重複無限次的由坐到站

因為物理的「力量」，使得坐、站等姿勢而變化成「彎曲」的活動。這裡提到的物理的「力量」，雖然顧名思義真的就是指稱像他人伸手推我們的，那種來自外在的實際力量，但一般來說，由坐到站或由站到坐是始於自己內在的「動機」、「意圖」。

需要像這樣解釋活動起始過程的原因在於，**活動的開始不單只是身體對外在刺激的反應而發生動作，同時也是源於我們自己的「想法」。**坐姿也是一樣，是「決定從椅子起身的想法使我發生彎曲的活動」。

彎曲的活動是從兩種姿勢的其中一種開始，像是坐著或站著。良好的彎曲活動能夠讓髖關節自然彎曲，近而使雙腳隨著髖關節一起活動；換句話說，當髖關節與膝蓋、腳踝的自然協調帶動了流暢的活動時，便成為有效率且自然的彎曲活動。

不過，單純、簡單的彎曲活動變成習慣的機率也很高。意即，無論是髖關節、膝關節的鎖住感，或是髖關節－膝蓋－腳踝的協調度下降的情況，都可能固定成一種習慣。錯誤的彎曲活動習慣會造成低頭、腰部易於使力、其他身體部位的過度緊張等，而這一切正是導致身體持續緊張的環環相扣起點。就亞歷山大技巧的觀點而言，想要終結這種模式的環環相扣，關鍵在於反應之前的階段，也就是活動的起源——想法階段。

現在的我是如何藉由彎曲的動作「由站到坐」呢？

相反的，又是如何「由坐到站」呢？

由站到坐（stand to sit）

- 姿勢：將雙腳張開至與肩同寬站立後，視線自然地注視前方。
- 活動：將上半身前傾的同時，進行由站到坐的活動。

☑ 在進行活動的過程中，是由下半身關節（髖關節、膝關節、踝關節）中的哪個部分最先開始彎曲？

☑ 在進行活動的過程中，雙腳是否用力？

如果有，是在哪個時間點、雙腳的哪個部分、使用多少程度的力量？

☑ 在進行活動的過程中，腰部是否用力？
如果有，是在哪個時間點、使用多少程度的力量？

☑ 在進行活動的過程中，後頸是否用力？
如果有，是在哪個時間點、使用多少程度的力量？

☑ 在進行活動的過程中，頭部是否用力？
如果有，是在哪個時間點、使用多少程度的力量？

由坐到站（sit to stand）

- 姿勢：坐在椅子上，雙腳自然地置於地面。
- 活動：將軀幹前傾的同時，進行由坐到站的活動。

☑ 在進行活動的過程中，頭部是否彎曲？
  如果有，是在哪個時間點、彎曲的角度有多大？

  _____

  _____

  _____

☑ 在進行活動的過程中，是否壓到後頸？
  如果有，是在哪個時間點、使用多少程度的力量施壓？

  _____

  _____

  _____

☑ 在進行活動的過程中，是否感覺到腰部正在用力？
  如果有，是在哪個時間點、使用多少程度的力量施壓？

  _____

  _____

  _____

☑ 在進行活動的過程中，手臂呈現什麼狀態？

☑ 在進行活動的過程中，雙腳是否用力？
　如果有，是在哪個時間點、雙腳的哪個部分、使用多少程度的力
　量？

各位在由坐到站的過程中，大概不曾思考過究竟該使用自己身體的哪個部分、用多
少力量。既然在由坐到站的過程中，頭部與頸部、手臂、腰部、雙腳等各個部位都
會出現緊張的情況，我們不妨來探討一下其中的原因。現在，讓我們一起試著尋找
更舒服的「由坐到站」。

ALEXANDER TECHNIQUE

認識髖關節－膝蓋－踝關節

了解雙腳的起點：髖關節

彎曲動作讓我們可以從椅子起身；相反的，也因此可以坐椅子。我們的一天大概會發生四十至五十次的由坐到站。為了更有效率地進行這項每天不斷重複的活動，我們首先需要正確認識「哪裡才是彎曲的位置？」

請掃描QR Code

如果以解剖學來敘述「彎曲」活動的話，即是「將頭部與軀幹前傾至雙腳前」，所以對於軀幹與雙腳的關係來說，彎曲是個相當重要的基礎。因此，彎曲的重要座標點，正是軀幹與雙腳相會的支點。大家通常都會以為這個支點就是「腰部」；再加上，日常生活中也經常使用「彎腰」這個詞彙，而且褲子又是從腰部開始，自然就很容易誤認腰部是雙腳的起點。

不過，其實骨盆與大腿骨交會的「髖關節」才是雙腳的起點；髖關節的位置是較經常被稱為雙腳起點的腰部或骨盆更下方的位置。既然如此，「髖關節位於骨盆下方而非腰部」的說法又是否正確呢？

答案是否定。雙腳的起點既不是腰部，也不是臀部下方。髖關節的正確位置是在腰部與臀部之間。那麼，髖關節又是如何與軀幹連結呢？大腿的骨頭是以嵌入髖關節的杵臼關節與其相連。

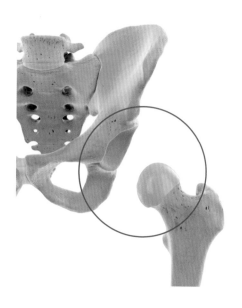

雙腳的起點「髖關節」的杵臼關節與大腿骨頭

　　因此，當進行彎曲活動時，髖關節有辦法在頭部與軀幹傾斜的同時溫和轉動這點十分重要。平時，也經常能聽到人使用「折到髖關節」這個說法。實際上，髖關節並不像鉸鏈一樣是可以折折疊疊的關節，而是如上圖所示，是以球窩／杵臼結構旋轉的關節。為了能夠完成溫和的彎曲活動，體驗髖關節旋轉的感覺並且讓自己熟悉這種感覺是件相當重要的事。

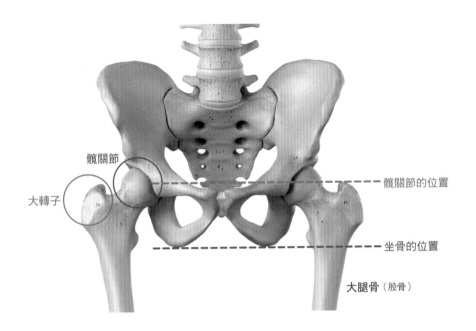

髖關節、坐骨結節、大轉子的位置比較

　　正確來說，髖關節的位置是在大腿骨；至於大腿骨，則是始於骨盆的偏內側。

　　我們來看看圖片。骨盆的最底側是坐骨結節。

　　假設從坐骨結節開始畫一條延長線的話，這條線的終點會落在股骨的突起處（大轉子）。這個突起，不是雙腳的起點。其實，髖關節是位於骨盆上側的髂骨與下側的坐骨中間；換句話說，即是在大轉子的稍微斜內側。對於髖關節位置的認知與否，實際上對彎曲活動的影響極大。

　　現在就來尋找一下自己體內的髖關節吧！

找出髖關節

請掃描QR Code

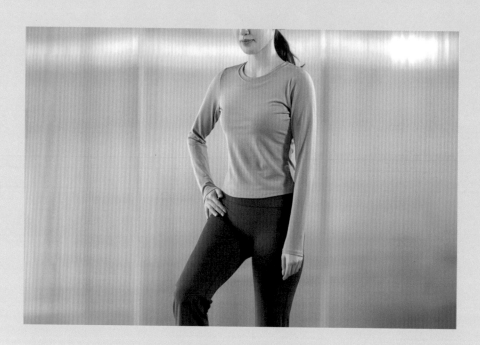

雙腳的起點在哪裡？試著找一找彎曲的起點「髖關節」的正確位置。應該可以用「消失的手指」找到髖關節的位置。

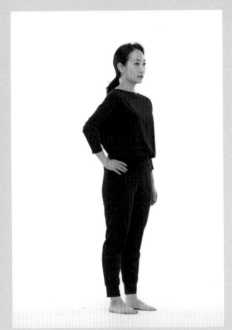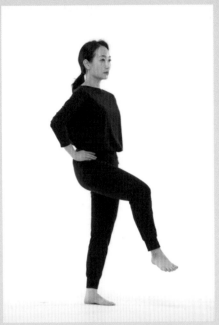

❶ 將拇指置於右側骨盆後，彎曲右腳。確認拇指即使在右腳彎曲時也能被清楚看見。

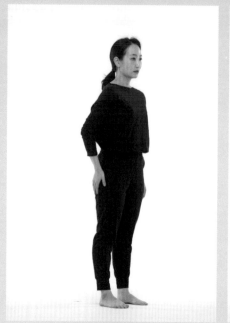 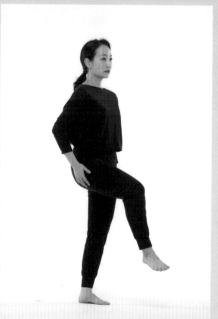

❷ 將拇指置於右大腿的起點後,彎曲右腳。

　確認拇指即使在右腳彎曲時也能被清楚看見。

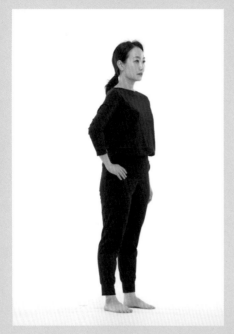 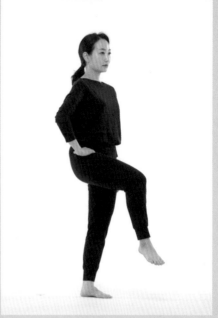

③ 將拇指置於腰線與大腿的中間後，於彎曲右腳的同時確認手指的消失。

• 請試著以相同方式找到左側髖關節的正確位置。

像這樣藉由「消失的手指」確認位於骨盆下側、大腿上側的髖關節正確位置。手指會隨著大腿骨的彎曲，逐漸消失在髖關節的位置。

對於髖關節位置的想法，將深深影響彎曲活動。

試著比較以下三種情況。

❶ 以「腰部是雙腳起點」的想法進行彎曲活動。

❷ 以「骨盆下方與大腿起點的外側部分（大轉子）是雙腳起點」的想法進行彎曲活動。

❸ 以「骨盆中間與大腿起點的斜內側部分是雙腳起點」的想法進行彎曲活動。

假設像 1 一樣是在基於雙腳的起點是「腰部」的認知進行腳部的彎曲活動，那麼就會對屬於腰部的脊椎，意即腰椎施加過度的力量，造成上半身彎駝。當上半身像這樣呈現超乎必要的彎曲時，雙腿也會因此承受同等程度的力量，很容易導致大腿肌肉的過度緊張或膝蓋用力等雙腳的代償作用。

假設像 2 一樣是在基於雙腳的起點是「大轉子」的認知進行腳部的彎曲活動，則易於使不必要的施力落在雙腳整體與腳掌外側。除了大腿外側外，小腿外側也會跟著用力，甚至連位在腳掌小趾的外側足弓也得一併承受重量。

如果是 3，則是由大腿骨與骨盆的球窩／杵臼關節交會後進行彎曲，並且溫和地帶動上半身的彎曲。相對於 1、2，3 能夠運用較少力量完成有效率的彎曲活動，原因在於實際進行活動的位置就在髖關節。由於 1、2 實際動作的位置都不在髖關節而是在其他地方，自然得使用超乎必要的力氣與能量，甚至出現代償現象。如果可以像這樣在理解構造的原理後轉換認知的話，便能按照自己原本的構造活動身體。而這也將會是有效率與自由活動的第一步。

雙腳關節的有效率活動相當重要

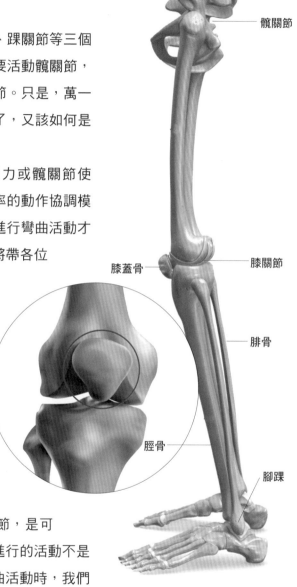

骨盆

髖關節

　　雙腳有髖關節、膝關節、踝關節等三個關節。彎曲的動作，不只需要活動髖關節，同時也得活動膝關節與踝關節。只是，萬一膝蓋在進行彎曲活動時鎖住了，又該如何是好呢？

　　無論是腰部的不必要用力或髖關節使用不當等，皆會形成沒有效率的動作協調模式，所以有效率地使用膝蓋進行彎曲活動才會如此重要。因此，接下來將帶各位一起仔細了解我們的膝蓋。

　　膝關節扮演著吸收人體重量衝擊的角色。那麼，膝關節的位置究竟在哪裡呢？

膝蓋骨

膝關節

腓骨

脛骨

腳踝

　　多數人都認為膝關節是紅色圓圈處的「膝蓋骨」，但膝蓋骨是骨頭，不是關節。

　　位於膝蓋骨內在的膝關節，是可以彎曲的關節。因此，此處進行的活動不是折疊，而是滑動。當進行彎曲活動時，我們若能擺脫「折疊髖關節與膝蓋」的錯誤觀念，而是基於「彎曲髖關節與滑動膝蓋」的認知來活動的話，即可完成更加溫和、不緊張的動作。

　　當深入鑲嵌的球窩／杵臼結構支撐大量肌肉的髖關節、吸收體重衝擊的膝關節、扮演自由活動與分散重量角色的踝關節，三者可以同時協調作用時，即可完成有效率的良好活動。

ALEXANDER TECHNIQUE

藉由猴子姿勢（monkey position）進行張拉整體（tensegrity）

依循身體構造取得力學優勢的猴子姿勢

在亞歷山大技巧中，會運用依循身體構造取得力學優勢（mechanical advantage）的姿勢來改善整體的活動。

請掃描QR Code

最具代表性的身體構造－力學優勢的姿勢，即是在〈呼吸〉章節體驗過的半仰臥式（參考 p.49）；意即在曲膝的狀態下，伸展脊椎並取得張力的姿勢。以膝蓋支撐雙腳，透過置於軀幹上的雙手支撐手肘的半仰臥式，即是藉由身體支撐點的增加，使其變得更加穩定的姿勢。尤其是當骨盆的穩定性提高時，也會隨之拉長脊椎肌肉的長度，進而增加椎間的空間。像這樣即能以曲膝的姿勢，將身體恢復至更具彈性的狀態。

在亞歷山大技巧中，還有另一個與半仰臥式一樣是能夠以身體構造取得力學優勢的代表姿勢——同時彎曲上半身與下半身三個關節（髖關節、膝關節、踝關節）的「猴子姿勢」（雖然被定義為一種姿勢，但只要將其理解為在一系列彎曲活動中的「過渡姿勢」即可）；也就是讓我們可以因此在每天日常生活中不停重複的由坐到站、由站到坐等動作中，恢復柔軟、具彈性的身體狀態。

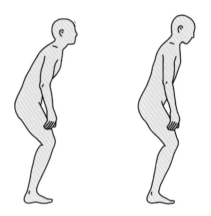

　　如上圖左所示，當頭部前傾彎曲時，很容易就會造成脊椎的壓迫，所以我們需要的是在頭部不壓迫脊椎的狀態下活動。如上圖右所示，當頭部與腰部不彎曲時，彎曲髖關節與膝蓋、腳踝使上半身前傾完成猴子姿勢，即可自然地讓脊椎變得更長、軀幹變得更寬。

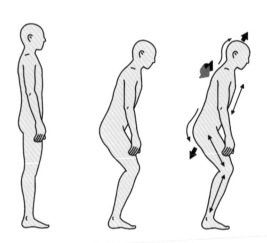

協助實現張拉整體的猴子姿勢

猴子姿勢可以說是一種應用張拉整體（tensegrity）原理協助使用身體的姿勢。在先前的〈站姿〉章節中，我們曾經探討過關於人類的直立因有別於其他脊椎動物而面臨的難處；意即人類與其他水平構造的脊椎動物不一樣的垂直構造，很容易會傾向以「壓縮」的方式來使用我們的身體。

> 張拉整體（tensegrity）：由 tension ＋ integrity 組成的詞彙，指稱藉由連續對結構產生影響的各種張力（tension）平衡維持該結構。是由哈佛大學建築學系教授巴克明斯特 · 富勒（Buckminster Fuller）研發的新詞彙。

《解剖列車》（Anatomy Trains）的作者湯瑪士 · 麥爾（Thomas Mayers）認為解剖學教育的問題在於「將人體視作由磚塊堆砌而成的磚牆似的連續壓縮構造」。

時至今日，張拉整體的概念不僅出現在建築中，同時也被使用來

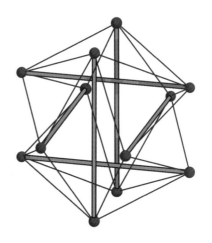

理解人體。研究結果顯示，人體同樣基於**維持高強度耐用性的效率，才被設計為由三角構造組成的張拉整體結構**；甚至連人體中看起來最堅固的頭蓋骨，其構造也是由張拉整體的結構形成。

藉由骨骼了解身體時，很容易就會將其視作像是磚塊建築的連續壓縮式結構。如果從站立的人身上取走肌肉、血管等軟組織（soft tissue），這個人便會立刻倒下。因此，在張拉整體的概念中，是將軟組織的平衡理解為維持骨骼直立的必要基礎。

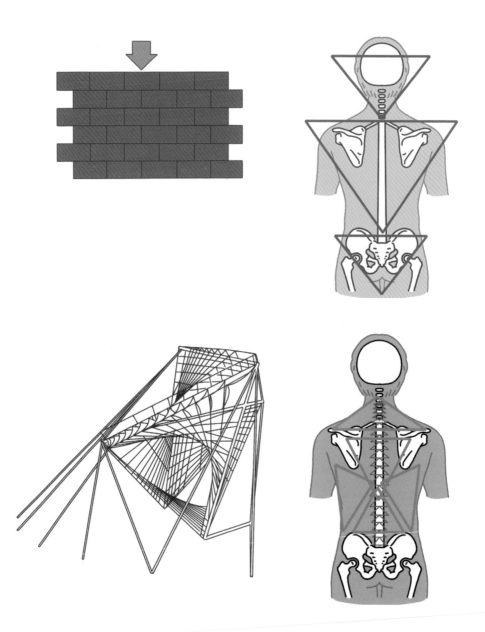

使用壓縮方式的身體與使用張拉整體方式的身體

肌筋膜經線與亞歷山大技巧的關聯性：確立肌筋膜經線概念的湯瑪士．麥爾開始研究關於肌肉筋膜連續性的契機，是在他讀過人類學家、發育學兼解剖學家雷蒙．達特博士軀幹肌肉的雙螺旋結構（double-spiral arrangement）相關論文之後。麥爾將達特對於雙螺旋結構肌肉連結性的發現進一步發展為肌筋膜經線中的旋線（spiral line），再次建立了新的肌肉筋膜概念。

不過，據說達特博士發現肌肉連結性一事，並非根據他的發育學與解剖學研究，而是從亞歷山大課程的自身經驗中獲取靈感。

得知現代主要的解剖學理論「肌筋膜經線解剖學」是源於數十年前的亞歷山大技巧教育，著實令人感到雀躍。此外，肌筋膜經線的概念也被活用於現代亞歷山大技巧的教授與說明。

運用關節間的協調

　　為了找到更好的活動方式，關於身體各部位協調的概念缺一不可。若想實現在沒有不必要緊張的狀態下，同時進行溫和、具彈性的彎曲動作，下半身的良好協調結構（cooridination structure）便格外重要。

　　所謂協調，指的是神經、肌肉、關節等身體要素有效的共同作用；至於協調結構，意味著由囊括數個關節的肌肉集合體組成一個具功能性的單位並發揮其作用（《運動的學習與控制》，金善真）。以人體的下半身為例，即是由三個關節（髖關節－膝關節－踝關節）組成一個具功能性的單位共同活動。簡單來說，就是體內必須有和諧的互動，亦可使用「分工合作」、「團隊合作」作為比喻。假設一個團隊無法確實分工合作的話，會發生什麼事呢？一旦存在不能如實完成負責工作的隊員，團隊自然沒辦法順利完成一切；抑或是團隊必須為了解決完成不了的工作，只好犧牲其他隊員，救援無法善盡職責的隊員。雖然各自的能力並非不重要，但一個組織能夠形塑彼此關係緊密的團隊合作也是件相當重要的事。

　　我們的身體也是一樣。當進行彎曲動作時，髖關節或膝蓋卻無法確實彎曲的話，自然就得由其他部位代為完成這件事了。再加上，就算所有肌肉與關節的功能都很優秀，但整個密不可分的系統卻沒辦法相互合作時，同樣也完成不了良好的活動。因此，在彎曲動作中，髖關節－膝關節－踝關節作為一個團隊，必須協力、和諧地活動才行。

ALEXANDER TECHNIQUE

改善「由坐到站」姿勢的活動

　　我們已經實際透過由站到坐、由坐到站的準備活動找出髖關節的位置。另外，也了解了與髖關節協調作業的膝關節、踝關節之間的關係。接下來，我們將在實際的彎曲動作中，認識彼此緊密合作的髖關節－膝關節－踝關節。

　　請試著想像一下，作為一個團隊的各個關節，分工合作達成協調動作的關節活動。嘗試在認知方向性相互拉開距離的頭部與骨盆、骨盆與膝蓋、膝蓋與腳踝的過程中，開始使用張拉整體的身體。讓我們一起體驗一下如何應用「張拉整體」的方式，完成兼具彈性與柔軟的彎曲活動。

---- PRACTICE ----

由站到坐

請掃描QR Code

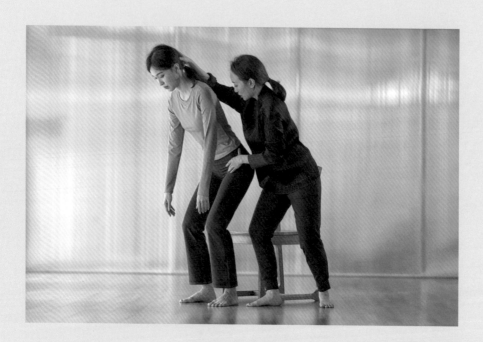

準備坐椅子時，如果是先伸出臀部的話，便會造成腰部的壓力。既然如此，究竟該如何依循本來的身體構造去坐椅子才不是不當使用身體呢？邊想著之前學過的關於身體構造－力學優勢的姿勢，邊應用張拉整體的身體進行「由站到坐」。

❶ 於雙腳張開約三十至四十度的站立
狀態下,將雙腳確實置於地面。
試著釋放頸部的緊張。在容許頭部
向前與向上的同時,想像緩緩遠離
腳跟的頭部。

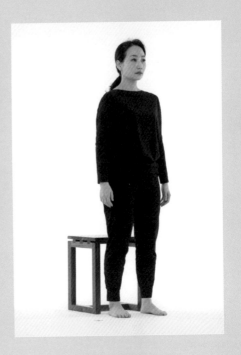

❷ 在容許膝蓋向前與向外的同時,稍
微彎曲。
雖然是曲膝的狀態,卻依然持續維
持隨著骨盆與頭部逐漸拉開而產生
的溫和、具彈性的張力。意識張拉
整體的身體。

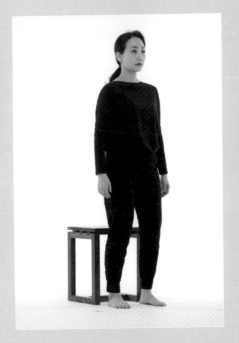

❸ 將中指置於髖關節。此時，在手肘
互相朝著反方向拉開距離的過程
中，肩膀會隨之打開，而軀幹也會
變得更寬。藉由大大敞開的上半身
達成張拉整體。

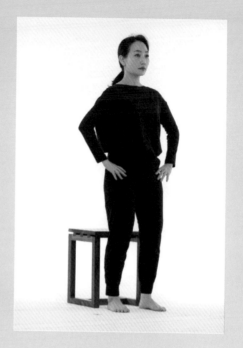

❹ 上半身於彎曲髖關節的同時向前
傾，膝蓋也隨著髖關節的彎曲而增
加彎曲的程度。

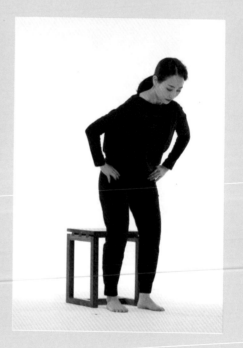

❺ 停留在髖關節、膝蓋、腳踝彎曲的
猴子姿勢。將朝著斜前方的頭部與
朝著斜線相反方向的骨盆稍微用力
拉開後，感受一下彼此間的張力。
此時，呼吸是順暢而平靜的。另
外，在不彎曲頭部與腰部的狀態
下，將頭部－頸部－脊椎－骨盆置
於同一條連結線上。
試著意識與站姿比較時，相對變得
較長的脊椎，以及變得較寬的背部
與肩膀。

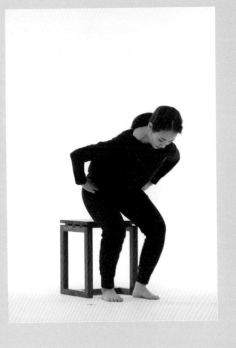

❻ 從猴子姿勢到大腿後側觸及椅子的
期間，試著緩緩增加膝蓋與髖關節
的彎曲程度。此時，不要為了坐椅
子而將臀部往後挪動，而是慢慢彎
曲上半身直至大腿後側接觸到椅子
表面為止。

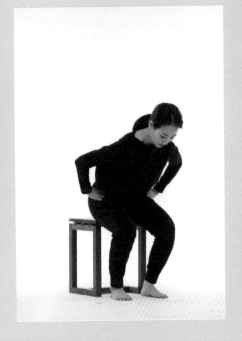

❼ 當大腿後側接觸到椅子時，即可緩
　緩伸展彎曲的上半身。上半身伸展
　至直立狀態後，即完成坐姿。
　即使是坐姿，也能感覺與骨盆拉開
　的頭部，以及伸展的背部，同時維
　持藉由猴子姿勢感受到的身體構
　造－力學優勢。

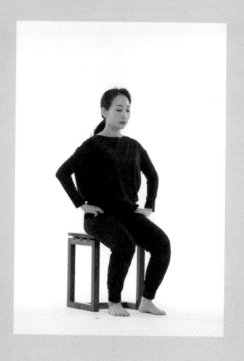

• 沒有椅子時，亦可採用「蹲坐」進行相同
　活動。

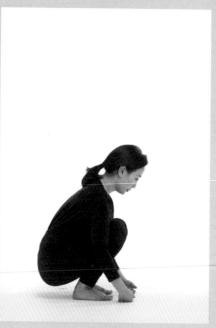

━━ PRACTICE ━━

由坐到站

請掃描QR Code

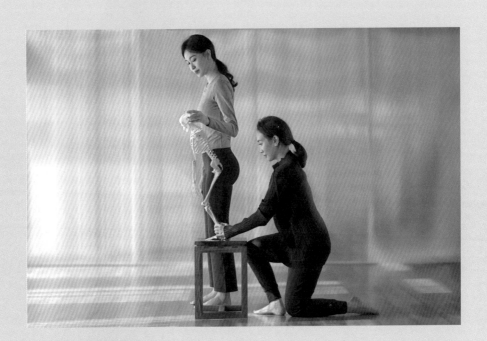

試一試「由坐到站」的活動。由於頭部不會壓迫脊椎,因此這個姿勢也能減少對腰部或雙腳的負擔。

❶ 雙腳自然靠近後,將位於骨盆下的
坐骨確實置於椅子上坐好。試著釋
放頸部的緊張。在容許頭部向前與
向上的同時,想像緩緩遠離骨盆的
頭部;容許包含骨盆在內的軀幹變
得更長、更寬。

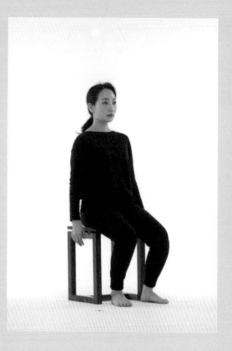

❷ 由頭部帶領動作,將頭部－頸部－
軀幹向前傾,而骨盆也隨著髖關節
的活動一起向前彎曲。
此時,在膝蓋也一併向前與向外
後,逐漸將原本由坐骨承受的上半
身重量施加於雙腳。

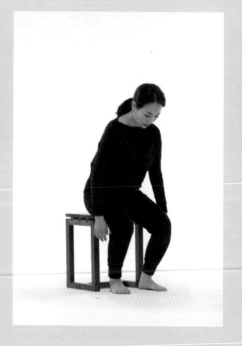

❸ 當體重完全施加於雙腳時，於認知
頭部朝向天花板的過程中緩緩起
身。
此時，大腿或腰部毋須過度用力，
而是藉由腳掌施加於地面的力量貫
通雙腳，並將經過雙腳的力量沿著
整根脊椎連結背部後，傳達至頭
部。

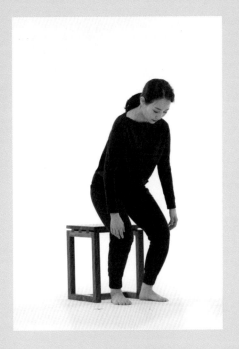

❹ 在起身的過程中，稍微停留在髖關
節、膝蓋、腳踝呈彎曲的猴子姿
勢。將朝著斜前方的頭部與朝著斜
線相反方向的骨盆稍微用力拉開
後，感受一下彼此間的張力。
試著意識與坐姿比較時，相對變得
較長的脊椎，以及變得較寬的背部
與肩膀。

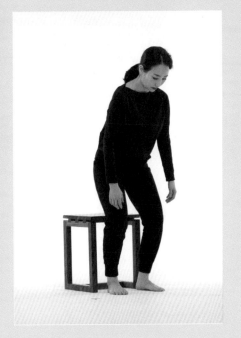

⑤ 不必使用大腿的力量伸展雙腳，而
是藉由雙腳稍微施加於地面的力量
伸展髖關節、膝關節、踝關節，進
而轉換成為站姿。

在轉換成為站姿的過程中，意識背
部向後、頭部向前移動一事。

即使是站姿，也能感覺與骨盆拉開
的頭部，以及伸展的背部，同時維
持藉由猴子姿勢感受到的身體構
造－力學優勢。

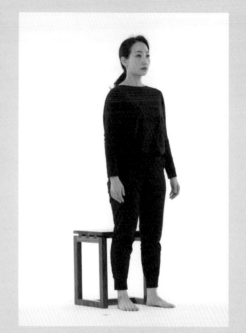

在這次的活動中，身體是否對於每天像是習慣一樣重複數十次的由坐到站，產
生了什麼與過去不一樣的感覺呢？透過猴子姿勢便能像這樣認識溫和卻具彈性
的身體使用方法。不妨試著將下半身關節的協調與之前談過的引導，以及張拉
整體的身體使用等融會貫通運用。

同樣適用於運動與舞蹈的猴子姿勢

我們已經以「猴子姿勢」為主軸探討了如何從椅子由坐到站、由站到坐。其實，不是只有坐椅子、從椅子站起來的過程中才能發現猴子姿勢；由於猴子姿勢是透過運用適當彎曲的各個關節拉開頭部與骨盆，使其呈現張力的狀態，所以也能使構造的協調變成柔軟、具彈性的身體構造－力學優勢。因此，猴子姿勢早已在需要有效率、溫和地使用身體的情況下，被頻繁使用了一段時間。在許多運動與舞蹈動作中都可以見到猴子姿勢的蹤影。像是高爾夫的擊球準備動作、籃球的運球、網球與棒球的揮擊、芭蕾的下蹲（Plié）等動作皆屬此例。

拿東西

我們只是沒有在日常生活中意識到自己使用了猴子姿勢，但其實一直以來都持續活用著這個姿勢。除了坐與站之外，「拿東西」亦是日常生活中相當具代表性的猴子姿勢。如果我們懂得在拿東西時適當運用猴子姿勢的話，便能更加輕鬆地拿起東西；相反的，一旦我們上、下半身的三個關節是在沒有任何彎曲的狀態下拿東西時，即會造成對手腕或腰部的不當使用。那麼，就讓我們一起詳細認識一下如何將動作應用在「拿東西」吧！

拿東西

請掃描QR Code

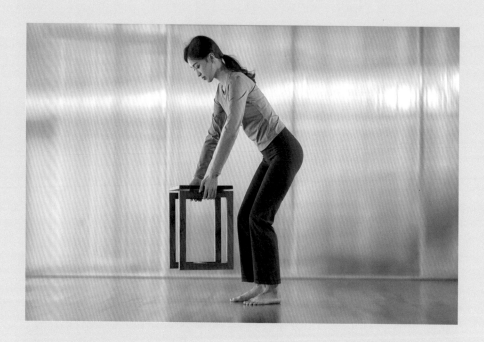

就算只是要拿起放在地上的東西，也少不了使用彎曲動作。試著將先前學到的適當彎曲活動應用在日常生活中需要拿東西的情況。

❶ 於雙腳張開約三十至四十度的站立
狀態下，將雙腳確實置於地面。
試著釋放頸部的緊張。在容許頭部
向前與向上的同時，想像緩緩遠離
腳跟的頭部。

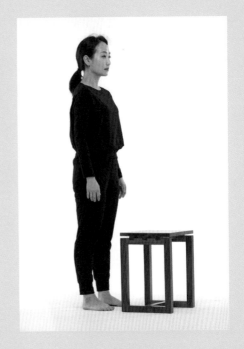

❷ 在容許膝蓋向前與向外的同時，稍
微彎曲。
雖然是曲膝的狀態，卻依然持續維
持隨著骨盆與頭部逐漸拉開而產生
的溫和、具彈性的張力。意識張拉
整體的身體。

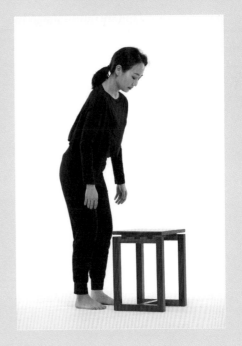

❸ 注視置於眼前的物品，雙臂在放鬆
的狀態自然下垂，使得雙手接近物
品。

直到朝向物件的雙手碰觸物件時，
緩緩彎曲髖關節－膝蓋－腳踝。

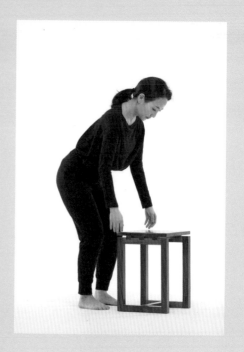

❹ 握住物品的把手，但盡量不要過度
用力。於輕舉物品的同時，衡量一
下重量。

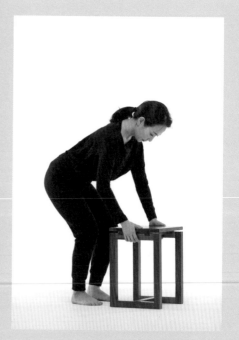

❺ 將物件重新放回地面，於深呼一口
氣後，感受腳掌扎根的感覺。依循
「尾椎向著斜後方」的引導，試著
感覺富有柔軟彈性的寬闊背部。

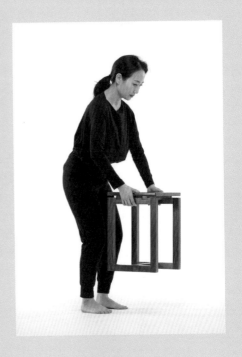

❻ 緩緩伸展下半身的各個關節，然後
變成站姿；透過伸展雙腳的過程，
自然地拿起物品。
即使是拿著物品的站姿，也能感覺
與骨盆拉開的頭部，以及伸展的背
部；同時藉由先前活動體驗過的猴
子姿勢，維持身體構造－力學優
勢。

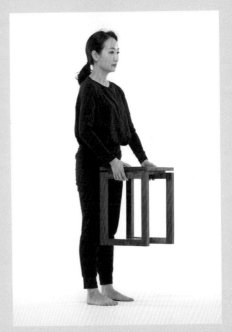

CHAPTER 6　走姿

「亞歷山大技巧的基礎是當實際進行自己想做的事時，先將思考原則置於首位，而後實踐『過程導向』。」

—— 薛林頓（Charles Sherrington，諾貝爾醫學獎得主）

「結束行為的念頭，即意味著失去了『過程導向』。」

—— 艾琳 · 塔瑟（Irene Tasker，第一代亞歷山大技巧教師）

* 過程導向（means-whereby）：
　以與目標導向（end-gaining）相反的概念，於進行課的期間，專注於自身協調運用的過程。

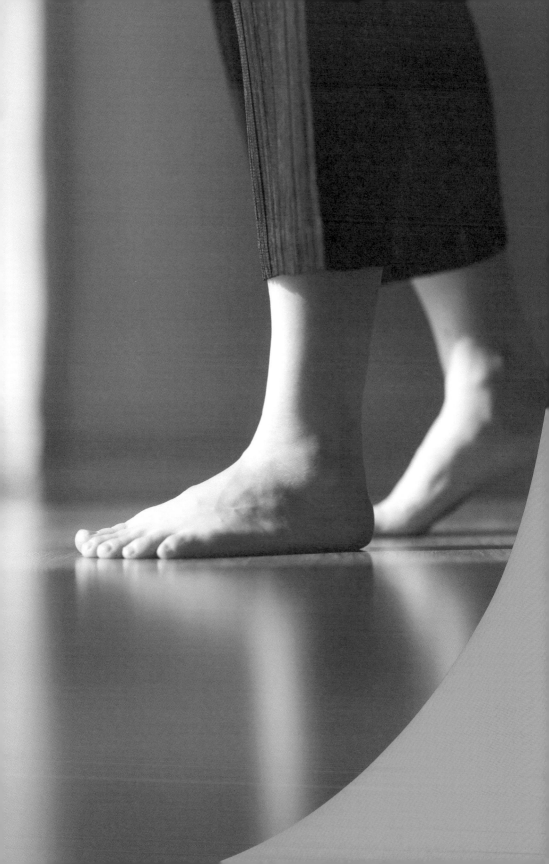

ALEXANDER TECHNIQUE

「走姿」會隨情緒變得不一樣？

走路，可以說是最具代表性的移動活動。一出生後，我們最先懂得使用四肢的移動活動是「爬行」。曾經也像其他哺乳類一樣使用四隻腳移動的孩子，其肌肉與神經在經過無數次的跌倒後逐漸發育，於是學會了「站立」的技巧。孩子以站立作為基礎，繼續發展至「行走」的階段。為了移動，首先得要讓自己維持在使用單腳移動的期間不跌倒，所以行走是比站立來得加倍困難的活動；換句話說，如果想要好好走路，則必須懂得運用單腳維持重心，但這件事對於剛滿周歲的孩子來說，的確是相當困難的課題，因此才會三不五時見到年幼的孩子們走路搖搖晃晃的模樣。

請掃描QR Code

然而，除了孩子之外，其實也能在成人之中發現這種走路方式——不是直接往前走，而是臀部會向兩側大幅擺動的搖晃走姿，或是將大部分身體重心放在後側的頭部前傾走姿等。

雖然很容易就會忽略每個人每天都在「走路」的重要性，但走路方式對你我造成的影響絕對比想像中來得更多。沒有效率的走路，只要稍微走一下就會覺得疲憊不堪；壓迫身體的走路方式，也反倒會導致腰痛、足底筋膜炎，而非藉此取得運動效果。

　　就藉由雙腳交替活動、伸向前的腳與反方向的手臂維持平衡的過程往前走這點而言，確實是任何人都能完成的走路方式。只是，恰如每個人都擁有自己獨特的筆跡一樣，每個人也都有一套自己的「走路」方式——因為每個人走路的節奏，也就是步幅、速度、時機都完全不一樣。

　　即使是同一個人，其走路方式也會依據不同的境況、情緒而改變。憂鬱或悲傷的日子，視線投放的位置會比平常來得低，走路的速度也會變得比較緩慢與沉重；相反的，感覺幸福的日子，走路時的視線會往上，步幅也會變得大且輕鬆。緊張或緊急的時候，步幅會隨著走路的速度變快而縮窄、關節會出現僵直的情況；相反的，情緒開朗時，走路會朝著與重力方向相反的上方（反重力方向），步伐顯得輕巧自在。走路即是像這樣反映出個人的想法、習慣，甚至情緒。（Liqing Cui, Shun Li & Tingshao Zhu,《Emotion detection from natural walking》）

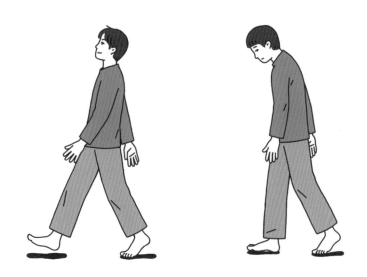

精神抖擻走路的模樣與無精打采走路的模樣

我們的人生不可能永遠處在快樂、幸福、平和的狀態。每個人的生活都會像雲霄飛車一樣往返於正面情緒與負面情緒之間;日常生活,自然也是在緊張與放鬆、忙碌與休息間來來回回。既然如此,各位默許的行走常態,意即平時的走路方式(在不疾不徐的狀態、情緒中立)是什麼模樣呢?這種時候應該默許什麼樣的常態才會比較好呢?

為了達到更具效率的步行,本章將帶領各位了解步態的進階構成要素,並且透過實際的解剖學與亞歷山大技巧的觀點,實踐既穩定又具彈性的走路方式。

理解步態的進階構成要素

如果以運動學的觀點來看步態的進階構成要素,大致可以分為支撐期(stance phase)與擺盪期(swing phase)兩個階段。在步行的過程中,**雙腳的支撐期占百分之六十,單腳的支撐期占百分之四十**。

前面曾經提過走路比站立困難的原因之一,是因為存在必須靠單腳平衡重心的區間。這段區間即是單腳支撐期,更在步行中占了極大比例的百分之四十;換句話說,當圖中的右腳在後時,以腳趾離地(toe-off)為支點開始,從右腳在空中擺盪後至右腳再次著地的著地初期(initial contact)為止,都必須由單腳支撐所有重量,但實際上無法完成這件事的不穩定情況卻不在少數。若想得到擺盪期的穩定,首先得要讓支撐期如字面所示般提供牢靠的支撐才行。

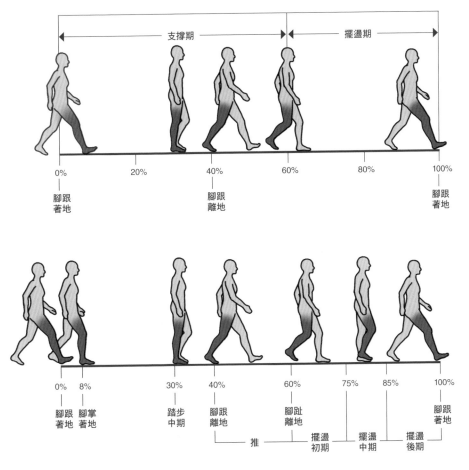

步態的進階構成要素

仔細檢視一下支撐期的活動結構，即可得知是由「腳跟著地－腳掌著地－踏步中期－腳跟離地－腳趾離地」的順序組成。

在第一階段的「腳跟著地」中，重點在於藉由溫柔的腳踝活動使後腳跟完整著地。唯有讓後腳跟像這樣穩固著地，才能在下個階段的「腳掌著地」時，促使重心和緩地按照順序從後腳跟轉移至前腳尖。

　　最後一個階段則是腳趾必須使勁離地，才能以此**作為具彈性的活動基礎取得推動力，完成擺盪期既穩定又溫和的移動動作**。此處需要注意的一點是，腳跟離地會影響到最後一個動作，也就是腳趾離地的動作；意即，唯有以強而有力的腳跟離地作為起點，才讓腳趾離地獲得推動力。此時也與第一階段一樣，腳踝同樣扮演著舉足輕重的角色。

事前觀察活動 ━━━━━━━━━━━━━━━

將重量平均放在雙腳後，試著像平常一樣往前走。

☑ 是由頭部帶領步行嗎？或是由雙腳帶領步行呢？
　　若是由其他身體部位帶領的話，請寫下該部位。

　　_____

　　_____

　　_____

☑ 手臂是否自然地與雙腳進行反方向的擺盪活動？

　　_____

　　_____

　　_____

☑ 走路時，臀部是否會向兩側移動？

　　_____

　　_____

　　_____

☑ 雙腳是呈對稱方式走路嗎？或是呈不對稱方式走路呢？

　　_____

　　_____

　　_____

☑ 是否能認知後腳跟於支撐期接觸的過程？

☑ 雙腳是否完整接觸地面？或是由後腳跟至前腳尖依序接觸地面？

☑ 是否於擺盪期出現髖關節－膝蓋的彎折（實際彎曲）活動？

在深入檢視步行的過程中，或許會感到有些陌生、困難。不過，重點在於不是透過他人視線而是靠自己的感覺認知步行的過程。試著在仔細了解步行的同時，找到更好的走路方式。

ALEXANDER TECHNIQUE

脛骨與距骨，認識雙腳的協調

支撐體重的脛骨

　　大腿與小腿交會的膝關節在構造上有個有趣的特點：其模樣就像大腿是靠在小腿上一樣。關於這樣的構造，之前也已經向各位介紹過了——坐落於椅子上的坐骨、坐落於第一節頸椎寰椎的頭部。

　　既然如此，若以解剖學來看我們站著走路的模樣又是如何呢？頭部嵌入脊椎、大腿嵌入小腿，呈現牢牢支撐著彼此的形態。人體即是被設計得如此精巧與堅固的穩定構造。

　　至於另一個特點則是當大腿的重量施加在小腿時，小腿的兩個骨頭不會交會一事。我們可以透過圖片見到屬於大腿的大腿骨，是嵌在小腿兩個骨頭（脛骨與腓骨）中較靠近內側的脛骨；也就是準

請掃描QR Code

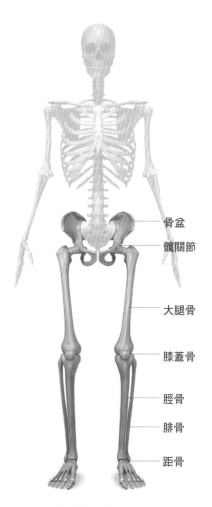

骨盆
髖關節

大腿骨

膝蓋骨

脛骨
腓骨
距骨

腳部正面圖

227

確來說的話，雙腳的重量中軸是落在脛骨。就功能層面而言，脛骨不僅連結了大腿骨與距骨，同時也支撐著重量。相較於此，位在脛骨外側的腓骨則是扮演著維持平衡的角色。

腳踝的中心：距骨

我們常說的「腳踝」，指的其實是踝關節，意即連結脛骨、腓骨的兩個小腿骨與距骨的關節。

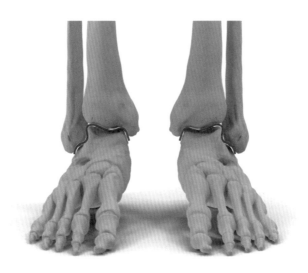

走路時必要的背屈（dorsiflexion，踝關節彎曲）與蹠屈（plantar flexion，踝關節伸展），便是發生在踝關節。先前在走路支撐期的篇幅，亦曾強調過腳踝的活動對於「後腳跟著地－腳掌著地」、「後腳跟離地－腳掌離地」尤其重要的內容。此時，主要的關鍵自然是形成關節的腳骨：「距骨」。因此，距骨的功能不僅是對腳部，而是對下肢整體的活動都不可或缺。

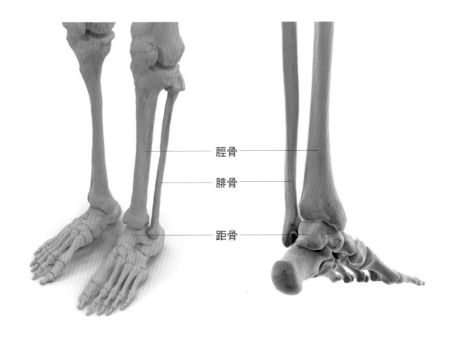

踝關節正／背面圖

　　組成小腿的兩個骨頭：脛骨與腓骨，各自在不同位置與距骨相交。其模樣就像是脛骨嵌入距骨，而腓骨由外裹覆距骨。

　　　距骨意味著「拉開距離的骨頭」──即是替脛骨與踵骨，也就是腳與腳跟之間製造空間的骨頭；扮演著基石的距骨，肩負著分散重量的責任。一旦距骨無法確實做好分散重量的功能，雙腳便得絲毫不差地承受來自地面的衝擊，連帶著從骨盆向上延伸至脊椎、頸部，造成各個身體部位的緊張。因此，距骨是會影響整個人體的極重要存在。

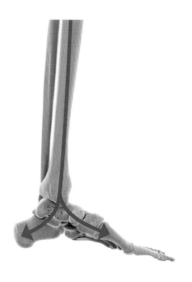

始於距骨的重量分散

　　先前以運動學的觀點檢視步態的進階構成要素時，我們已經得知了
腳踝扮演的是核心角色。那麼，現在就讓我們一起藉由讓腳踝變得柔軟
的活動，尋找更佳的走路方式。

━━━━━━━━━━ **PRACTICE** ━━━━━━━━━━

躺著做的滾動式（rocking）

請掃描QR Code

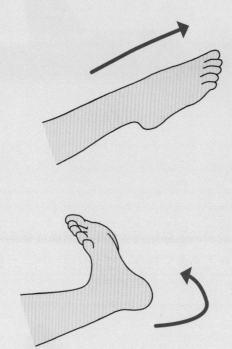

試著找出走路時不可或缺的腳踝，也就是距骨的活動。

透過躺著做的滾動式活動，細膩地感覺腳踝的活動。

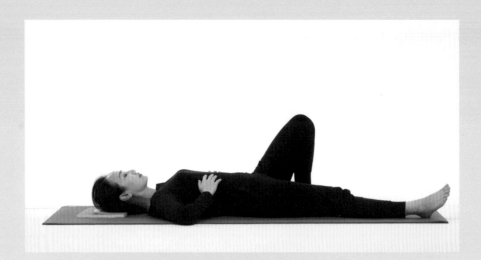

❶ 四肢自然下垂，舒服躺臥後，彎曲左腳。
試著感受一下右腳後腳跟接觸地面的感覺。

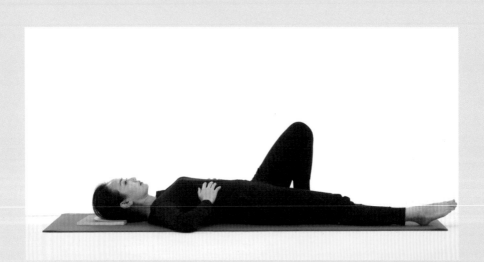

❷ 將右腳後腳跟像錨一樣放穩後，從距骨開始緩緩活動，拉開腳背、腳趾與小
腿的距離。（假如無法完成伸展腳踝的活動，也不必刻意只活動腳部，只要在能夠和
緩活動的範圍內輕微活動即可。）

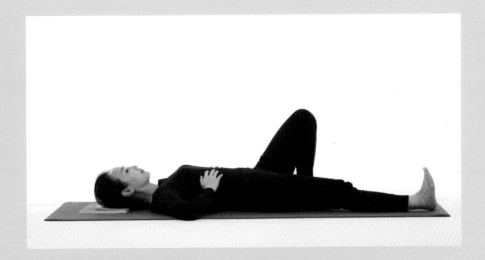

❸ 將右腳後腳跟像錨一樣放穩後,從距骨開始緩緩活動,將腳背、腳趾拉向小腿側。(假如無法完成彎折腳踝的活動,也不必刻意只活動腳部,只要在能夠和緩活動的範圍內輕微活動即可。)

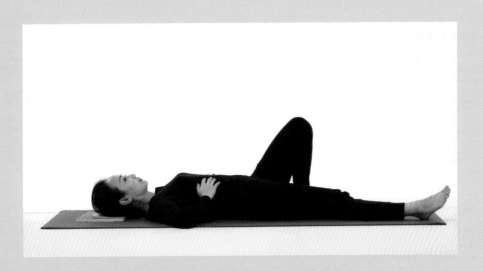

❹ 將彎曲的腳踝緩緩恢復原來的狀態。

⑤ 重複蹠屈、背屈的動作數次後，另一隻腳亦以相同方式進行。

藉由本次活動檢視腳踝（距骨）的活動。如同各位的體驗，腳踝有辦法進行彎曲與伸展活動。一般用來描述腳踝伸展的蹠屈，指的是腳趾遠離小腿的活動；而用來描述腳踝彎曲的背屈，則是指將腳趾拉向小腿側的活動。

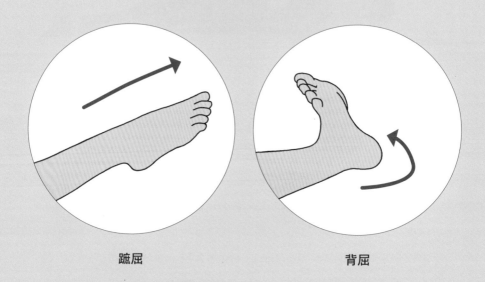

蹠屈　　　　　　　　　　　　背屈

運用牆壁的滾動式

請掃描QR Code

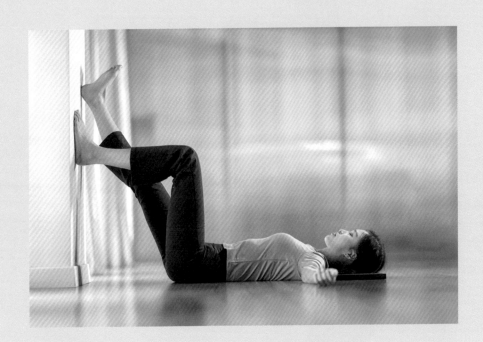

在滾動式活動中,也有可以運用牆壁的姿勢。腰部不適的人,不妨試一試這個變形的姿勢。

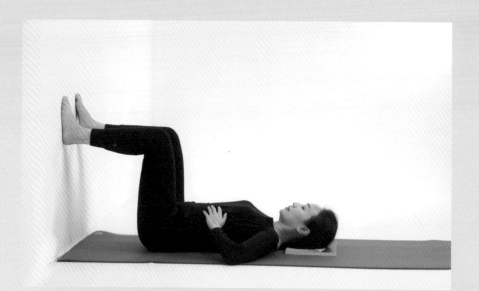

❶ 盡量躺得靠近牆壁，使膝蓋呈九十度，雙腳貼牆。

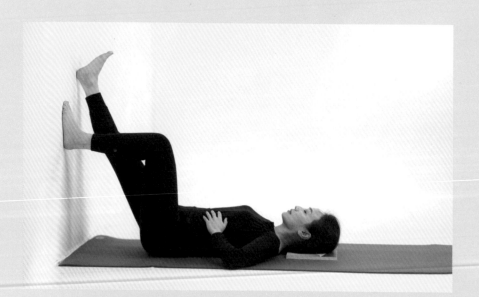

❷ 從右腳開始沿著牆壁滑動，直至後腳跟接觸到牆面為止。

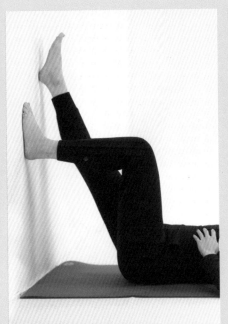 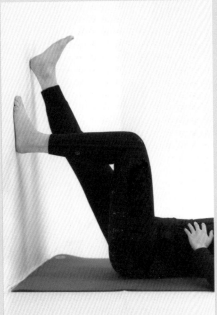

❸ 於牆面進行伸展腳踝的蹠屈活動。
　　將伸展的右腳腳踝緩緩恢復至原來的狀態。

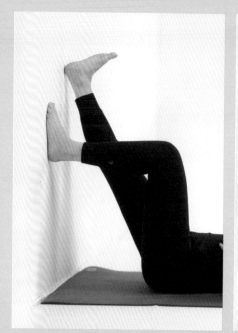 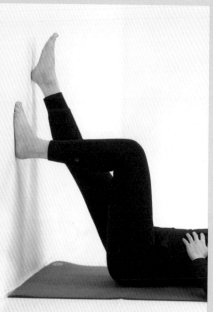

❹ 這次則是於牆面進行彎曲腳踝的背屈活動。
將彎曲的腳踝緩緩恢復至原來的狀態。

❺ 重複相同動作數次。從膝蓋開始移動,恢復至原來的姿勢後,於左腳進行相
同的活動。

ALEXANDER TECHNIQUE

扎根（grounding），與重力成為朋友一起走

善用支撐系統（supporting system）

先前在說明步行的結構時，曾經向各位提過擺盪期的穩定
必須奠基於支撐期的牢固支撐；換句話說，穩定性是活動的基
礎。既然如此的話，我們應該如何創造穩定性呢？

請掃描QR Code

在亞歷山大技巧中，即是藉由扎根的概念說明支撐的重要性——將
穩定的扎根視作改善走路方式的起點。生活在這個名為「地球」的重力
場的你我，無論如何都得與地面有所接觸才行。不僅人類如此，而是所
有的生命、自然萬物都必須好好在地球扎根。

支撐完整重量，並不等於「雙腳用力撐著」，但平常站立時，卻
經常發生以「雙腳用力」的方式實行「穩定支撐重量」的情況。這樣的
「支撐」只會對雙腳施加過度的緊張，因而反覆造成無法好好走路的結
果。

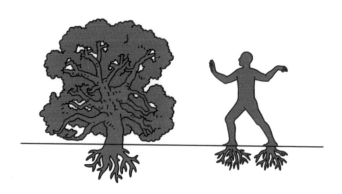

　　將根部伸向土地深處的老樹，如實體現了堅固的扎根；人類同樣也像在大地扎根般，將全身的重量透過雙腳接觸地球表面。若想更深入地了解何謂扎根，其實可以借用「如何與地球重力建立關係」來說明。

　　我們的情緒會影響我們的活動。當忙得焦頭爛額的日常生活中充斥著難受與負面的情緒時，背負著這一切的我們光是站著也覺得莫名沉重、不由自主使勁踏步走路，所以很容易就會覺得重力好像一直拉扯著我們般。這種時候，便需要懂得如何與重力化敵為友的轉念。只要想像一下是在與自己的摯愛們共度悠閒時光的話，腳步就會在不知不覺中變得輕盈，而重力也會變成像是推動我們的朋友。不過，這種理想情況與正面情緒並不會時時刻刻都存在。與其依賴環境與情緒，更重要的是得先建立「如何在日常生活中與重力成為朋友」的觀念。此時，確實的扎根便是一個好的出發點。

重力－反重力共存的確實扎根

　　無論是膝蓋用力伸直雙腳或雙腳用力推地面，都無法善用重力推動我們的力量，也就是地面反作用力；相反的，當雙腳沒有確實著地，並

且是讓雙腳處於稍微拉往軀幹方向的狀態下不穩定地站立時，同樣也無法得到來自地面的支持。

在亞歷山大技巧中認為的扎根理想方式，是將腳部的三個重心點平均放在地面

> **地面反作用力**：指稱體重或體內的內力於地面作用的同時，會發生與地面的作用力－反作用力定律。這裡的作用力－反作用力定律（牛頓第三定律），代表的是當 A 物體對 B 物體施力（作用力）時，B 物體會對 A 物體產生同等的力量（反作用力）。像是開槍時會被反作用力向後推，或是地球與月球間的萬有引力皆屬此例。

（參考 p.124）。雙腳既不過度推向地面，也不抬離地面，而是讓重量舒適地施加於腳部的狀態。換句話說，如果我們的重量能確實施加於重力，那麼重力也會從地面以相等的反重力推向我們，因此就能完成穩定且輕鬆的站立。這點同時也是之後進階到步行時的重要基礎。

一般而言，確實的扎根可以期待得到如下效果：

更深層的呼吸。
對身體感覺的認知變得較容易。
身體因安定而變得穩重的同時，卻也能感受到輕飄飄的感覺。
更迅速地覺察新的緊張感。
更容易感知周圍空間。

如果想要像這樣與重力建立良好的關係，必須由負重的雙腳開始，讓放鬆的膝蓋與腳踝完完全全地支撐體重才行。因此，我們需要的是沒有處於過度緊張狀態的腳部肌肉。那麼，就讓我們一起看看該如何透過活動實踐吧！

━━━━━━ **PRACTICE** ━━━━━━

運用扎根式的走姿

請掃描QR Code

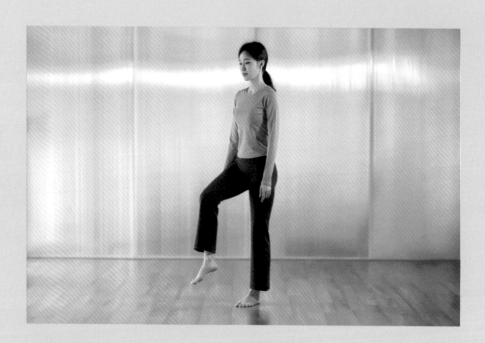

走路時使用單腳的支撐期，是自己很容易在不知不覺中變得緊張的過程。試著透過單腳站立感受扎根的感覺，將有助於改善步行。

❶ 雙腳並排站立，同時將重量平均施
加於雙腳。
回想站姿的引導。
確認頭部是在脊椎的最頂端向前與
向上，讓頸部處於不緊張的舒適狀
態後，認知因而變長、變寬的軀
幹。

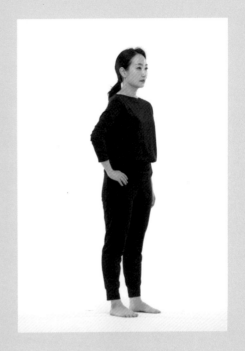

❷ 抬起右腳，使膝蓋呈直角，並由左
腳維持重心。
毋須太過專注於因右腳抬起造成的
不平衡，容許自然的搖晃。

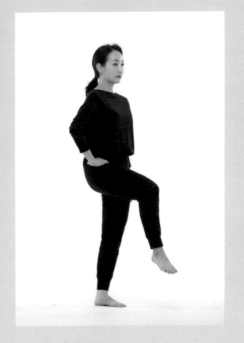

❸ 將注意力集中在維持重心的腳,而
不是抬起的另一隻腳。

將重量分散在左腳的三個頂點,藉
此維持重心。

再次體悟引導,並且更加認知頭部
遠離左腳後腳跟的方向性。

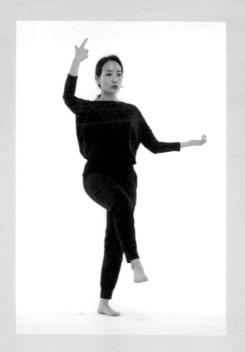

❹ 放下右腳後,再次將重量平均施加
於雙腳。

重新回想站姿的引導。

確認頭部是在脊椎的最頂端向前與
向上,讓頸部處於不緊張的舒適狀
態後,認知因而變長、變寬的軀
幹。

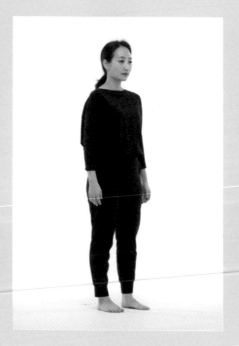

⑤ 抬起左腳,使膝蓋呈直角,並由左
腳維持重心。
毋須太過專注於因左腳抬起造成的
不平衡,容許自然的搖晃。
將重量分散在右腳的三個頂點,藉
此維持重心。
再次體悟引導,並且更加認知頭部
遠離右腳後腳跟的方向性。

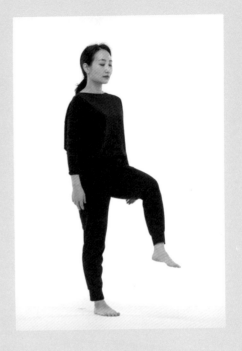

⑥ 放下左腳後,再次將重量平均施加
於雙腳。
感受以雙腳各自的三個頂點站立的
感覺。

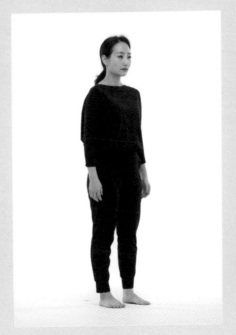

認知步行的過程導向

我們已經深入探討過關於步行結構，以及透過解剖學的視角了解關於協助步行的膝蓋、腳踝等資訊；此外，也嘗試將亞歷山大技巧中的扎根概念應用於重力－反重力。雖然花了不少篇幅談論實用的內容，但要一邊想著理論或解剖學概念一邊走路，實際上確實只會令人感到加倍困難，甚至萌生「比以前更不會走路」的感覺。

基於諸如此類的原因，在亞歷山大技巧中認為秉持目標導向的態度行動時，一不小心就會產生超過必要的緊張與用力，因此傾向建議各位了解一下**過程導向**（means-whereby）。在亞歷山大技巧中的過程導向，意味著行為時不以思考結果為主，而是**基於由意識形成合理思維的行為**；換句話說，這個理論即是暫時放下目的本身，將意識專注於如何達成目的的進行過程，然後再慢慢依循過程進而達成目的。

經由之前的一系列內容，我們已經體驗過強調過程導向的活動了。如果各位依然會在活動時感覺到過度緊張或無法按照自己所想來活動的話，很有可能就是因為沒有好好深思何謂過程導向。

意識感覺的經驗

身為 F. M. 亞歷山大的朋友兼學生，同時持續接受了亞歷山大技巧課程長達二十五年的美國教育學家約翰‧杜威認為過程導向與抑制（將會在〈身體習慣〉的章節深入討論「抑制」）是亞歷山大技巧的重要概念，並且強調有意識的實踐是體驗全新感覺的基礎；他也曾在《個體的建設性意識控制》（*Constructive Conscious Control of the Individual*）的序文中寫了以下內容：

「過去幾年間學習了亞歷山大技巧的實際運用方法後，才真正理解我們究竟該如何將 F. M. 亞歷山大對於全新的感覺體驗之觀察與實驗結果應用於自己的思考與信念。尤其發現了由意識形成的過程導向一事，更是讓我們覺知自己的感覺經驗值得信賴。這種意識非但一直被排除在身體使用方式之外，而且我們反倒不停地嘗試依賴身體運動、姿勢矯正。F. M. 亞歷山大不僅為我們明確地找出了身體－精神這兩個構成要素的相互關係，同時也讓我們明白全新的感覺意識對於促進人生形成新態度與習慣有多麼重要。」（改寫自原文）

約翰‧杜威即是像這樣強調「發現了由意識形成的過程導向」是亞歷山大技巧的主要概念，所以若能一一體會每個行為的進行過程，我們的感覺便能擺脫感覺認知的錯誤，進而漸漸恢復對感覺的信任。此外，他也強調容許感覺與接受環境，並且切實地體會一切的原有樣貌。約翰‧杜威曾說：「與其使用扭曲的想法看待自己與環境，不如以伴隨意識的感覺體驗作為起點，如實面對一切。」

ALEXANDER TECHNIQUE

改善「走姿」的活動

　　稍顯抽象與哲學的說明，或許會令人感覺「過程導向」不太好懂。如果以走路為例的話，走路的主要屬性是「向前走」，因此我們在走路時就會很容易花更多的心思在雙腳前側，以及留意擺盪期。結果，便會開始傾向將位在腳部前側的大腿作為走路的動力來源。

　　根據過程導向的概念重新檢視一次之前提過的步態的進階構成要素，會得到如下分析──步行是始於支撐期，而支撐期是由「腳跟著地－腳掌著地－踏步中期－腳跟離地－腳掌離地」組成。如果能夠懂得慢慢體悟這樣的步行過程，我們就可以在支撐期的腳跟離地（heel off）區間善用腳部後側的小腿活動，以便更有效率地走路。

　　讓我們一起在深入了解步行的過程中，找到更有效率的走路方式。

運用過程導向（means-whereby）的走姿

請掃描QR Code

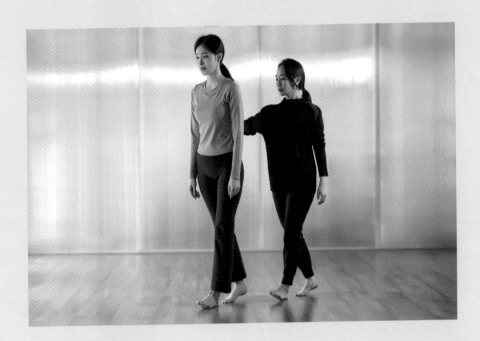

基於認知過程導向與引導的走路方式，使人得以擺脫既有的習慣，並且能夠細膩地感受重量的移動。

預備活動

❶將重量平均施加於雙腳。

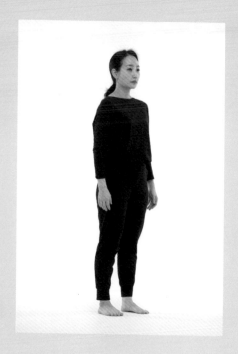

❷右腳膝蓋向前微彎,並緩緩抬起右
　腳後腳跟三至四公分。

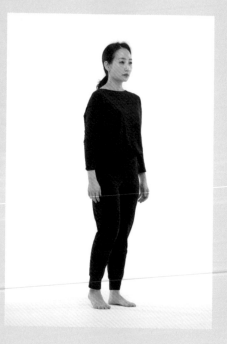

❸ 以相同速度將後腳跟恢復至著地原
位。
此時，感受一下穩固地踩踏著地面
的後腳跟與朝著反方向拉長的頭
部。

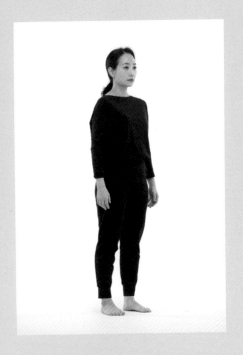

❹ 重複上述動作二至三次，使連結頭部與後腳跟的肌肉呈現具彈性的張力狀
態。

❺ 另一側也以相同方式進行。

實際步行活動

① 透過上述的預備活動達成張力狀
態，也就是維持頭部與腳跟的連結
性。

② 將右腳膝蓋緩緩向前彎曲，依序抬
起右腳後腳跟、右腳。
當右腳完全抬起時，感受一下由左
腳支撐體重的感覺。
（雖然只是極短的時間，但也得保持頭
部是向前與向上，如此一來體重才不會
落在臀部。）

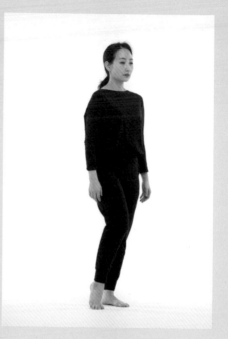

③ 將步幅小於平時的右腳重新放回地
面；此時，右腳的後腳跟著地。

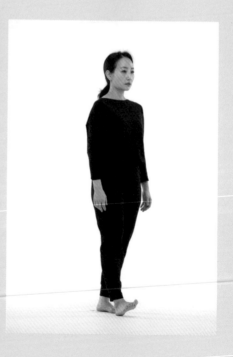

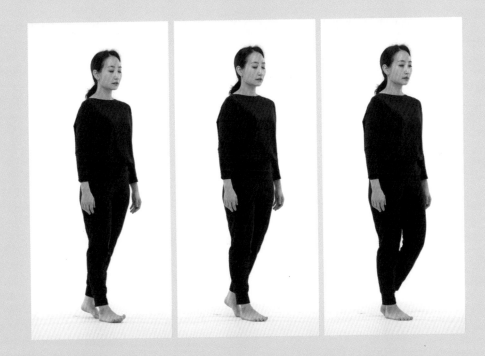

❹ 將體重慢慢從左腳移動至右腳。彷彿是在地面留下腳印般細膩地從右腳後腳跟開始，接著輪到右腳腳背－右腳腳趾；此時，頭部－頸部－脊椎也一併依循體重轉移的這條路線。

❺ 彎曲左腳膝蓋，使左腳向前傾之後，從後腳跟開始著地。

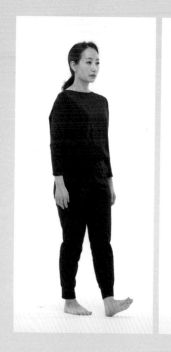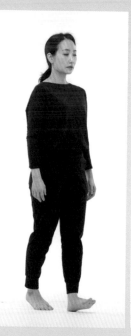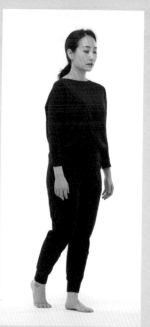

❻ 將體重重心依序沿著左腳腳背－腳趾緩緩轉移。

❼ 試著重複上述活動，慢慢走路。

這是逐一意識步行過程的練習。如此一來，便能體驗在頭部不壓迫脊椎的狀態下，舒適、具彈性的走路方式。

倒退走

請掃描QR Code

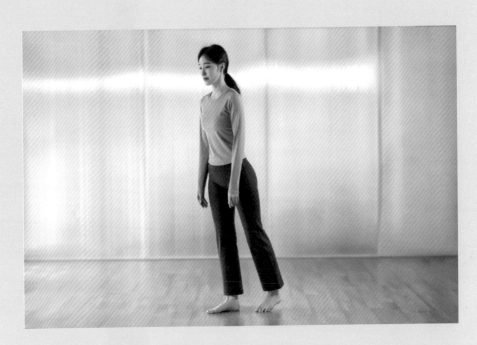

雖然倒退走不是日常生活常見的活動，卻是相當適合用來逐步感受身體在走路時重量轉移過程的活動。每當向後走一步時，確保體重重心不會即刻倒下，並且在感受腳後方的穩定支撐使得腳掌－腳－骨盆－脊椎－頭部確實連結的同時，慢慢轉移重量。

❶ 將重量平均施加於雙腳。

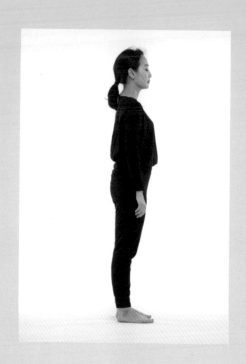

❷ 將右腳向後踏一步；此時，步幅
　毋須太寬（位置不要超過前腳的後腳
　跟）。體重依然施加於左腳。

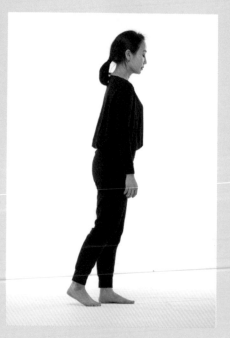

❸ 右腳後腳跟也慢慢著地。體重依然
　施加於左腳。此時，將軀幹向前
　傾，使頭部至右腳後腳跟連結為一
　條斜線。

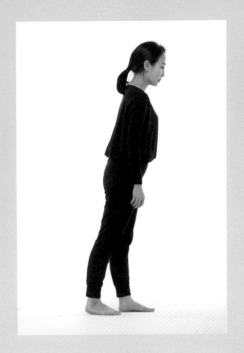

❹ 將施加於左腳的體重緩緩轉移至右
　腳；原本向前傾的軀幹則是與地面
　變成垂直。

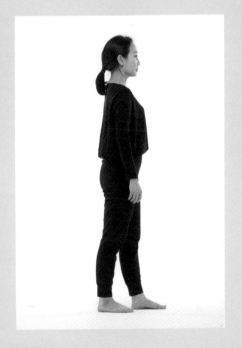

❺ 左腳離地後向後踏一步；步幅毋須
太寬，將左腳置於右腳內踝骨旁。
將體重施加於右腳。

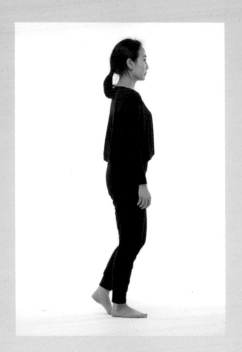

❻ 左腳後腳跟也慢慢著地。體重依然
施加於右腳。此時，將軀幹向前
傾，使頭部至左腳後腳跟連結為一
條斜線。

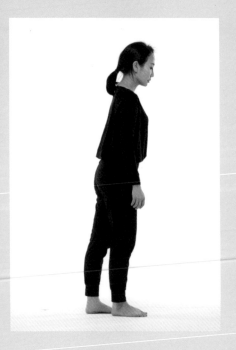

❼ 將施加於右腳的體重緩緩轉移至左
　腳；原本向前傾的軀幹則是與地面
　變成垂直。

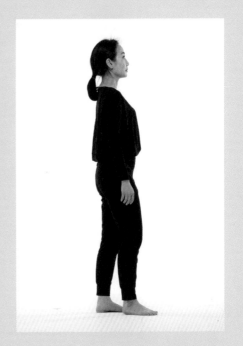

重新認知早已習以為常的走路方式的好方法之一，即是在倒退走後向前走。雖然步行的階段結構相同，但相反的方向不僅能為原本單純的走路帶來煥然一新的感覺，同時也能讓人更加細膩地感受重量的轉移。因此，這也是相當適合細味過程導向的活動。緩慢地倒退走，使得支撐期的扎根感覺變得格外穩固，所以也能藉此更加切實地感受身體整體的主要控制。這樣的感覺體驗，對走路來說都是很好的指標。

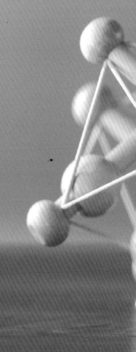

PART 4　　　　　生活的技巧

這本書的最後是關於生活態度的亞歷山大技巧。

我們已經在前面的幾個章節中探討過關於呼吸與內感覺、臥姿、坐姿、站姿，以及彎曲、步行的亞歷山大技巧概念、解剖學分析，並且全面地認識了以意識與認知為基礎的各種活動。為了避免讓這一切淪為單純的實用資訊或短期的運動，並且能夠將其實際應用於自己的內在，那麼持續實踐所學的過程自然少不了。正是因為要改變這些早已烙在你我身心的長久「習慣」，所以才會覺得如此艱難。

在亞歷山大技巧中，並不認為「意志」有辦法改變習慣，而是從刺激與反應的框架中釐清改變習慣的方法，而後使用完全不同於平常的「改掉習慣」的方式解決問題。

讓我們將其劃分為身體習慣與心理習慣，一起認識時刻都可以在日常生活中實踐的亞歷山大技巧的具體方法吧！

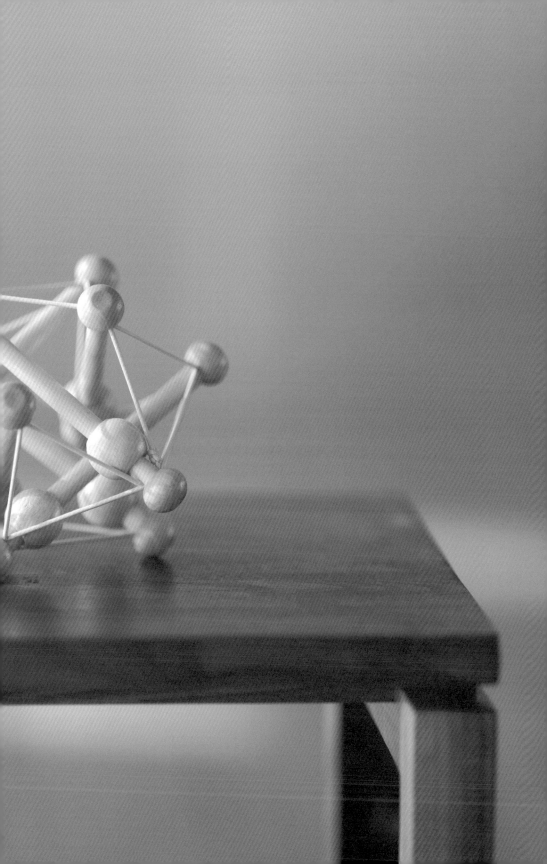

CHAPTER 7

身體習慣

「我們無法直接改變未來。不過，卻能選擇今天的習慣，而這些習慣將會改變未來。」

—— F. M. 亞歷山大

「全天下最愚蠢的事就是：每天不斷地重複做相同的事，卻期待有一天能出現不同的結果。」

—— 愛因斯坦（Albert Einstein）

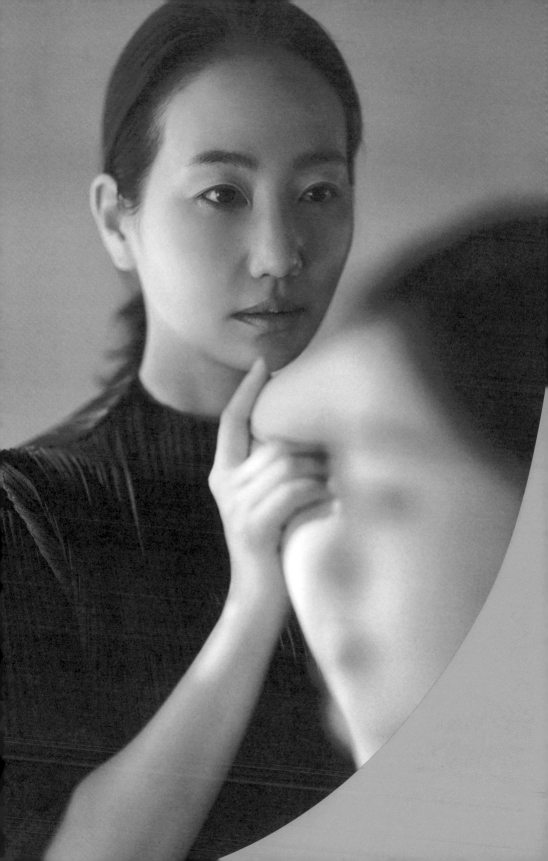

ALEXANDER TECHNIQUE

想要改變習慣，得從哪裡開始？

　　習慣的力量不容小覷。儘管每年新年時都會大放厥詞地擬定新計畫，但往往過不了幾天就會鬆懈，重新屈服在習慣之下。因此，大家才會對「三天打魚兩天曬網」這句話點頭如搗蒜，甚至還開始對「乾脆每隔三天制定一個新計畫」的想法燃起興趣。

　　所謂的習慣，其實就是將日常生活中重複的行為變成自動化。無論在身體或心理，都會養成習慣。習慣，可以指肌肉運動或腱與韌帶運動因重複使用而在我們身體定型一事，或是更廣義地代表定期的飲食或睡眠習慣，以及風俗、文化等，也都能被稱為「習慣」。

　　習慣具有自動、固定的無意識行為等特徵。經過數年間累積的個人習慣，或是我們的文化、社會至少歷經數十年，甚至數百年的習慣，其蘊含的力量確實不是三言兩語就能輕易扭轉。

習慣塑造我

　　並非所有習慣都只有負面意思或必須改正。其實，如果沒有任何習慣的話，我們根本無法生活。習慣一詞在英文中是「habit」，其語源是來自拉丁文的「habitus」，意指修道士穿著的服裝。相較於平常人，由於修道士過的是更為規律的生活，後來才會基於「每天在相同時

間做相同行為」的意義而被延伸為「習慣」。

　　另外還有一件有趣的事，則是可以從意指棲息地、居住地的「habitat」中找到。「habitat」是在「habit」之後加上地點介系詞「at」後產生的詞彙；代表的是適應自己所處的環境是生活不可或缺的要素。換句話說，我們既不可能也不能沒有這些為了適應而成為自動模式的「習慣」。如果說生活就是各種習慣的延續，而我們的生活品質終將由這些習慣決定似乎也不為過。

　　我們先從檢視自己的習慣開始吧！

各位滿意自己的各種習慣嗎？

試著寫下自己認為可以保留的好習慣，以及想要改變的壞習慣。

☑ 我想要保留的好習慣：

....

....

....

☑ 我想要改變的壞習慣：

....

....

....

如果想要改變上面寫的壞習慣，應該怎麼做呢？

我們通常需要靠著發揮「意志力」去改變習慣。當夜貓子想要重生為晨型人時，自然就得果決地設定好會在清晨響起的鬧鐘。雖然有可能因為如此大刀闊斧的執行力而成功，卻也難保不會又關掉鬧鐘，然後一如往常地賴床。假如一直沒有停止工作到很晚、滑手機、吃消夜等妨礙睡眠的行為，當然很難完成早起的習慣，更不是單憑意志就能改變。

ALEXANDER TECHNIQUE

了解「身體習慣」

　　意志、決心、努力等，可以說都是為了改變習慣而添加些什麼的方法。與先前探討過的活動方法一樣，亞歷山大技巧中對於擺脫習慣的建議不是額外做些什麼，而是藉由停止不必要的事「**讓原有的一切自然而然恢復**」。

　　想要在一夕之間改掉各位在上一頁想到的所有生活習慣、思考與情緒習慣，絕對是件艱難無比的事。因此，亞歷山大技巧期望的是能從身體的極小行為開始覺察習慣，進而找出改變的起點。

　　一起來場關於自己一直以來都未曾意識過的細微行為習慣的實驗吧！

—————— **PRACTICE** ——————

意識過去沒有意識過的習慣

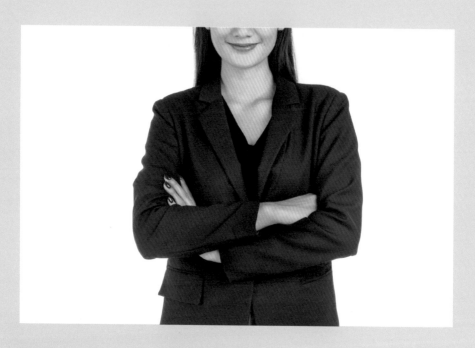

除了自己知道的習慣外,其實還有很多我們從來不曾覺察的習慣。請試著在下列例子中檢視自己的感覺究竟熟悉或陌生。

❶ 將雙手交錯抱胸。

❷ 觀察一下置於上方的是哪隻手。

❸ 如果是右手在上，便改成由左手在上；如果是左手在上，則試著改成由右手在上。

是不是覺得以相反方向雙手抱胸很難呢？多少有些不自然或尷尬、陌生的感覺——過去在不知不覺間做過無數次的「雙手抱胸」同樣也是無意識形成的習慣。因此，當我們以相反方向做這項行為時，甚至還會感覺自己「做錯了」。原因在於，重複的熟悉行為在我們的感受上形塑了「正確」的感覺。

我們一起來逐一找出自己身體的其他習慣吧！

正在閱讀這段文字的各位，不妨觀察一下自己的嘴巴與下巴。
兩片嘴唇是緊閉，或是微微張開呢？
上、下排牙齒間是否呈現用力咬合的狀態？
上、下排牙齒間是否稍微留有空隙？
下巴會不會感覺緊張？
試著將注意力集中在自己的雙腳。
雙腳是否正在接受來自地面的支撐？腳趾有沒有用力？

感覺到了嗎？各位應該能夠藉由這些實驗，注意到一些過去未曾意識過的身體感覺。像這樣全神貫注時，自然就能明白在自己身體上無意識發生的模式便是所謂的「習慣」。

從亞歷山大技巧的角度看習慣的變化時，通常會由意識與有意識的**觀察作為切入點**——因為**習慣是在大腦與脊髓**（即中樞神經系統）**建立的固定模式**。因此，單憑「行為層面」非但無法矯正習慣，而且十之八九都會再次回到既有模式。

試著想像一下自己彎腰駝背與伸長脖子的坐姿。十分清楚彎駝的姿勢是不良姿勢的我們，通常會想要透過腰部伸展與扭動脖子來矯正這個習慣吧？只是，基本上這些矯正行為都無法持續太久，我們很快又會恢復原來的習慣。原因就如同前文提過的，藉由行為層面活化其他肌肉的方式，並不是矯正姿勢的根本解決策略。

在亞歷山大技巧中，是採取不即時對刺激做出反應，然後「**在刺激與反應間製造有意識的空隙**」的方式去矯正壞習慣。

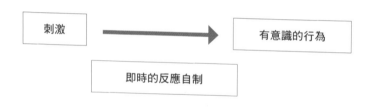

刺激，以及選擇

試著回想一下你我過度使用身體與心理能量的模樣。這種情況可以用開啟一大堆視窗的電腦作為比喻。長期啟動過量的程式，結果理所當然會導致電腦當機。如果想要重新使用當機的電腦，也只有重新開機一途。倘若不想走到非得重新開機不可的地步，應該怎麼辦呢？自然就是在電腦還能正常運作的時候，**先一步關閉不必要的視窗**。我們的身心亦是如此，同樣也需要懂得覺察身體與心理的過度使用，並且**主動選擇停**

止。不過，在多數的情況下，太過投入自身所處的境況與情緒的我們，往往連自己開啟了太多視窗一事都無法覺察。接下來，就讓我們藉由亞歷山大技巧的方法論找出更實際的解決方法吧！

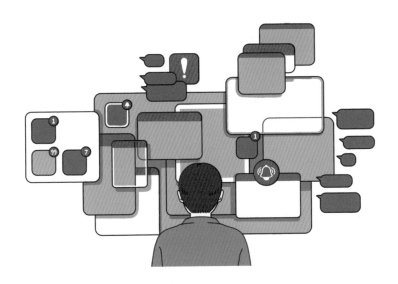

ALEXANDER TECHNIQUE

抑制（inhibition），為了新選擇積極「不要」

了解抑制的概念與過程

　　藉由前面提到的「為了早起得先停止從事妨礙睡眠的事」為例，簡單介紹了關於亞歷山大技巧中的抑制（inhibition）概念。儘管「抑制」一詞會令人聯想到人為抑制的概念，但亞歷山大技巧說的抑制指的其實是有意識的自制（conscious inhibition）；換句話說，在對固定的刺激**做出習慣性反應的行為前，先意識這件事**，並且不去從事該行為，**而是選擇全新的選項**。

　　除了身體層面不去活化不必要的肌肉外，心理層面也應該停止超乎必要的情緒表現。關於心理習慣的內容，將在下一章更詳細地討論。

　　抑制不僅是亞歷山大技巧的最重要概念，甚至可以說是首要概念。先前提過的引導，同樣也必須在引導前先明白如何抑制才行。其實，F. M. 亞歷山大在鑽研亞歷山大技巧的方法時，也是為了這個原因才會歷時長達九年的時間——因為讓存在引導的身體（即有機的身體）協調，並且進一步與心理連結的鑰匙正是抑制。因此，我們才需要這麼多時間來體現何謂抑制。當然也希望各位都能夠從容自在地實踐抑制。將這點銘記於心後，接下來會帶領各位更深入地了解如何面對自己的習慣。

準備階段：意識

全神貫注

意識（awareness）是抑制的第一步。如果再次拿電腦的例子來比喻的話，即是覺察「開啟太多視窗」這件事。不妨先試著在接受刺激的那一瞬間，將注意力集中在自己身上。讓自己像這樣全神貫注，無論接受任何刺激時都能覺察自己正在做的事（憋氣、頸部緊張、頭部前傾、變得著急、感覺煩躁、變得不悅等），便是主動對刺激的不反應。

積極「不要」

在亞歷山大技巧中會以「不要」來簡述「不即時反應」。「不要」與抑制同理，並不等於「無條件忍耐與壓抑」一直以來習慣性、主動的反應；由於這個部分的意思很容易被誤解，所以需要更細膩地理解。第一代亞歷山大技巧教師沃特·卡靈頓（Walter Carrington）是以「**容許不要的時間**」（allowing time to say No）來解釋何謂抑制；另外也補充說明，必須容許自己有充分的時間在放下不必要習慣的過程中實際實踐「不做」（non-doing）。在《放聲思考》（Walter Carrington,《*Thinking Aloud*》）中，也認為亞歷山大技巧的抑制不是帶有負面壓抑概念的「不要」，而是能進一步引領行為改變的積極「不要」。

認識平靜

過著忙碌生活的現代人的神經系統，時常處於活化的狀態；可能因為迫於情況、壓抑情緒，導致自己甚至在沒有任何意識之下主動地對特定刺激做出迅速的反應。假設能在這種時候透過「全神貫注」與「積極不要」的方式，由自己的自由意志選擇「不做」會怎麼樣呢？原本不停活化的神經系統會因而變得冷靜。如果能在日常生活中將諸如此類的「不做」建立成為新的行為模式，勢必也會帶來翻天覆地的變化。

關於抑制的實踐，第一代亞歷山大技巧教師瑪格麗特·戈迪（Margaret Goldie）認為恢復平靜（come to quiet）是實踐抑制的關鍵；並且強調無論一個人多想改變習慣，再次打回原形的慣性力量卻也同樣無比強大，所以若想改變這些反應習慣，則必須持續練習「恢復平靜」。（Penelope Easten,《*Lesson with Miss Goldie*》）

當恢復平靜時，一切便會自然走回正軌。
這是改變習慣的鑰匙。停止，然後變得平靜。
因此，不要罷手、不要倒下、不要假睡，也不要真睡。
一切都是活生生的。你的大腦正在靜候與聆聽全新的引導。

—— 費歐娜·麥肯齊（Fiona Mackenzie Robb）

亞歷山大技巧所追求的良好身心狀態，恰如戈迪所言，而不是讓自己處於癱軟無力或被動的放鬆狀態。反而是在處理身體的緊張與疼痛、心理混亂與情緒波動，抑或是對於難以改變的習慣與模式，能夠有意識地面對，而非屈服或逃跑。抑制的平靜，將會開啟主動意識過程的門。

實踐階段：開啟選擇的可能性

在刺激與反應間的發現，以及嶄新的選擇

唯有在實現「不做」之後與平靜相遇時，我們才得以擁有全新的選擇；當原本因為集中於刺激而傾向一側的「注意」逐漸擴大時，我們便能在敞開的「注意」中，客觀地看待自己的思想、情緒，甚至行為。這就是為刺激敞開選擇反應的其他可能性；換句話說，當刺激與反應間出現空隙時，就能選擇全新的選項。

抑制即是像這樣的積極意識過程。這段過程不僅能覺察不必要的肌肉緊張，也能認知自己的情緒過熱等勞神費心的情況，進而在明白自己該如何釋放的期間，帶領我們進入更有效率的準備狀態（readiness）。

全新的身體感覺體驗

我們在前面已經為抑制定義為「有意識的自制」。因此，可以將一連串的抑制過程視作在運用大腦具理性且高層次的意識活動。令人意外的是，在亞歷山大技巧中，抑制的重點在於身體感覺。必須將「在無意識領域進行的刺激－反應的主動連結帶到有意識的領域」時，覺察自己的身體感覺。換句話說，每個瞬間存在的身體感覺體驗正是改變「自己」的鑰匙。

準備階段：意識		
全神貫注	積極「不要」	認識平靜
實踐階段：開啟選擇的可能性		
在刺激與反應間的發現	嶄新的選擇	全新的身體感覺體驗

ALEXANDER TECHNIQUE

改變「身體習慣」的活動

停止錯誤的事，

那麼正確的事就會自然發生。

　　F. M. 亞歷山大的這句話，正是最能代表亞歷山大技巧的哲學，也可以說是精準濃縮了「抑制」概念的一句話。覺察自己因習慣而形成的主動反應並且不做這件事，顯然太過艱難。甚至連要分辨自己此刻正在做的行為究竟是妨礙原本身體運用的錯誤反應，或是依循原本身體運用的良好反應一事都很難。如同前文所述，我們必須先經歷在接收到刺激的瞬間，如何全神貫注地覺察自己當下正在從事的一切行為。因此，才會需要在刺激與反應之間創造空隙，而後藉由自己的合理思維轉換成有意識反應的過程，而不是直接的主動反應。

　　最重要的是，這一切過程的關鍵不在於思想活動，而是伴隨發生的身體感覺體驗活動。現在，我們將在具體情境中與身體感覺的體驗相遇。將之前在〈坐姿〉章節練習過的「運用引導方式的坐姿」帶入日常生活中。

—— **PRACTICE** ——

在充滿壓力的情況坐下

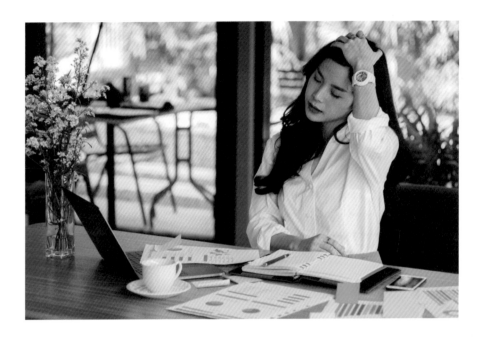

亞歷山大技巧也適用於忙碌、高壓的情況嗎？試著將先前學到的內容運用在日常生活。

❶ 試著意識身體面對「必須趕快完成文件」時的反應。

❷ 試著在發出「積極不要」的訊息同時形成「不做也沒關係」的想法。

❸ 試著同時認知置於椅子上的骨盆的左、右坐骨。

❹ 想像一下「容許我的頸部自由」或「我的身體沒有緊張」。

❺ 「因此也容許我的頭部向前與向上」或「我的頭部不會向後或向下傾」。

❻ 「因此也容許我的軀幹變長與變寬」或「我的軀幹不會變短或變窄」。

❼ 藉由上述三個引導句子，以骨盆為準，認知（與骨盆）距離較遠的頭部與連結兩者（頭部與骨盆）的每一節脊椎間形成的空間。

❽ 藉由上述三個引導句子，試著認知由身體中軸伸展的肩膀、肋骨、骨盆。

接著，讓我們一起嘗試一下在〈坐姿〉章節練習過的「由坐到站」吧！
試著想像一下在憂鬱、無精打采的狀態下坐著時，面對不得不站起來的情況。

❶ 試著意識面對「憂鬱、無精打采的狀態」時的身體。

❷ 試著在發出「積極不要」的訊息同時形成「不做也沒關係」的想法。

❸ 試著同時認知置於椅子上的骨盆的左、右坐骨。

❹ 想像一下「容許我的頸部自由」。

❺ 想像一下「容許我的頭部向前與向上」。

❻ 想像一下「容許我的軀幹變長與變寬」。

❼ 想像一下「容許我的膝蓋向前，以及雙膝互相拉開距離」。

❽ 在認知頭部遠離骨盆的同時，感受由頭部帶領的頭部－頸部－軀幹連結性並緩緩起身。

我們已經在現實生活的具體情境中，使用「坐」與「由坐到站」實踐了抑制。之前當然不是完全沒有使用過抑制，而是改以旁敲側擊的方式表達抑制。不過，當理解抑制的概念後能夠傾注更多注意力去意識，並且在平靜之中選擇主動的身體感覺體驗，與沒有這麼做之前，顯然不一樣。希望各位試著比較與細味先前練習過的「坐姿」與「由坐到站」，以及本章重新再做一次的「坐姿」與「由坐到站」。

CHAPTER 8

心理習慣

「心念如風，身體如沙；如果你想知道風是如何吹的，請觀察沙的形成。」

—— 邦妮・柯珩（Bonnie Bainbridge Cohen）

「我的唯一目標，是協助你自主調節內在的節奏，使其得以隨著當下的時間流動。」

—— 馬喬里・巴洛（Marjorie Barlow，第一代亞歷山大技巧教師）

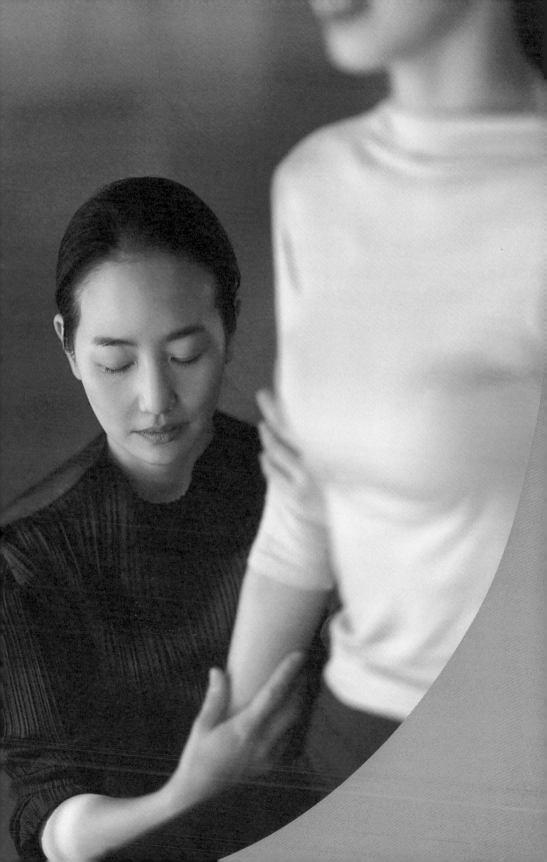

ALEXANDER TECHNIQUE

感覺、思想、情緒形塑了心理習慣？

我們的身心並非各自分開運作。只是從歷史的洪流來看，有段時期廣為接受的是「心身二元論」，有段時期則主張身為高等生物的人類的「認知活動」比「身體活動」來得更重要。時至今日，伴隨著「心身一元論」的興起，心理與身體，也就是思考的人與行為的人也不再被分而論之，更有越來越多人認為唯有身心合一時，才得以以完整的「我」（self）存在。

然而，各位有多清楚「我」不僅是思考、思維的存在，同時也是感覺與體會、行為的存在呢？是不是常常認為思考比較重要呢？或許正是因為如此，不停感覺與活動的那個「我」才會需要透透氣。

認知心理習慣一事不只是為了單一因素，而是會同時左右感覺、體會、情緒、思考、活動等層面。現在，讓我們一起深入探討這些因素是如何互相影響。

身體與心理一起形塑每個瞬間的體驗

試著想像一下尖峰時段被人群擠得水洩不通的捷運。

當置身於陌生人擠滿自己前面、後面、兩側的有限空間，身體在飽受壓迫的境況下，自然就會與不悅、煩躁的情緒產生連結。假如非得搭

乘如此混亂的捷運長達一小時，一想到自己身處在無法控制的局面，不悅與煩躁的情緒也會因而倍增。於是，呼吸變得越來越淺，身體也很容易變得更緊張。

我們的情緒很容易就像這樣對周圍環境的刺激出現反應；甚至如果過去曾在捷運上與其他乘客發生過不愉快的經驗，也會因為回憶起這件事而使得負面情緒變得更加強烈。如此一來，自然也會強化肌肉變得過度緊張等身體反應。反應，即是像這樣融合了記憶、情緒、認知後同時發生。心理與身體各種因素的相互作用，形塑了我們每個當下的體驗。

思想造成的緊張

在上述的捷運例子中，我們可以將「自己無法控制當下局面」的想法視作造成負面感覺與情緒變得強烈的原因之一。自己無法調節情況與刺激的想法導向「我無法改變令自己感到不適的環境」的結論，而諸如此類的思想定型也成為身體的定型，也就是造成身體的緊張。

一旦我們的大腦已經覺察或判斷自己無力改變任何事時，內建的思想－運動的神經迴路就會自然啟動，然後產生習慣性的反應。因此，若想脫離習慣性的反應，最快速且有效率的方法是先擺脫大腦對於處理類似經驗的自動反應。我們將於之後的活動中有更詳細的介紹。

ALEXANDER TECHNIQUE

改變「心理習慣」的活動

認知進行過程並擺脫習慣

一直採取固定姿勢的人是無法成長的。

如果是學習過亞歷山大技巧並體驗過平衡狀態的人，

一週前的正確姿勢與今天的正確姿勢絕不可能相同。

F. M. 亞歷山大在其著作《亞歷山大技巧：身心運用的優化之道》中，以即使被高爾夫球教練要求「盯著球直到最後一刻」也依然無法持續注視球的選手的例子來剖析擺脫習慣的方法。

當明明存在想要跟隨教練指導的想法，卻始終無法擺脫不看球的習慣時，說明這是因為無法擺脫目標導向（end-gaining）的模式。我們偏好認為自己感覺熟悉的一切才「正確」；由於這些讓人感覺「我正確」的感覺經驗已經經過長時間的累積，所以即使由外部給予多麼適當的指導也改變不了任何事。為了擺脫這件事，F. M. 亞歷山大建議密切地觀察「進行過程」。

首先，阻斷與「把球打好」想法連動的行為，也就是思想－運動反應的連結，並且細膩地了解自己在擊球前是如何行動。不過，這段過程當然不會像用說的如此單純、輕鬆。對於傾注一切心力在把球打好的

「結果」的選手而言，看見每個瞬間的「過程」當然絕非易事。因此，亞歷山大技巧會建議使用觀察身體感覺作為看見每個瞬間進行過程的方法之一。

　　來自身體內部的動覺反饋，提供了關於如何連結「把球打好」的想法與實際動作的詳細、具體訊息。對這些動覺反饋的觀察，即是實踐時刻意識、清醒的好方法；換句話說，如果懂得將自己的注意力集中在實際的客觀動覺反饋訊息，我們便能擺脫無論是把球打好的想法，或是任何單純基於熟悉而「好像正確」的感覺卻毫無實質幫助的狀態。

　　亞歷山大技巧認為實際觀察動覺訊息的方法，能夠有效將自己的習慣反應（reaction）轉變成有意識的行為（response）。示意圖如下：

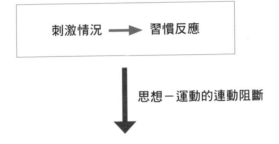

— PRACTICE —

模擬在尖峰時間搭捷運

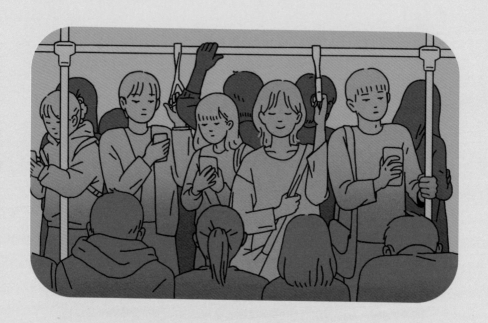

藉由在尖峰時段搭乘捷運的活動,更加深入地練習。

❶ 試著想像一下，自己正在搭乘上午八點擠滿人群的捷運，而且前、後、左、右的陌生人統統緊貼著自己的身體。

透過模擬這個情境，試著想像一下自己感受到的身體感覺、體會、想法。

❷ 試著將在狹窄空間內容易集中的注意力轉移到自己與他人貼近站立的位置，以及正在與自己的呼吸一起活動的「我的肋骨」。

認知肋骨正在隨著呼氣與吸氣，像水桶提把或輕盈的羽毛般活動。同時，覺察雖然自己的外部空間狹窄，但自己的內部依然存在許多空間一事。

❸ 將自己集中於與他人緊密接觸的周圍空間的注意力，轉移至正在踩踏著地面的「我的雙腳」。

試著認知自己的雙腳間存在相當寬闊的空間一事；將注意力聚焦於自己的雙腳正隨著捷運移動而默默維持平衡的雙腳內感覺。

每當雙腳的重心移動時，便試著觀察腳部、骨盆、脊椎、頭部整體一起隨之活動的狀態，並且試著接收源於自己肌肉活動的反饋訊息。

• 請應用於實際情況。

如果能夠藉由模擬情境重新覺察身體感覺，那麼就算身處在混亂的捷運上，也可以減少些許壓力。

轉換認知，從緊張到平衡

　　無論是練習時明明近乎完美的演奏，但只要一站上舞台就會發生失誤的演奏家，或是每次參加大賽就會因為過度緊張而無法發揮正常實力的運動選手、站在大家面前報告就會感到不安的學生與上班族，都是相當常見的情況。其實，這些焦慮與恐懼也可以稱為一種「心理習慣」。在亞歷山大技巧中，會建議這些人藉由轉換認知達到轉換心理。

　　焦慮與恐懼的情況，正是驅動戰鬥－逃跑反應的情境。由於自律神經系統處於清醒狀態／交感狀態，因此會出現心跳加速與瞳孔放大、肌肉過度緊張等情況；意即生理反應機制進入警戒狀態。

　　假如一個人可以在練習時演奏、運動、報告得很好，代表他／她確實擁有相當實力完成這件事；也就意味著他／她不是在實戰時突然失去實力，而是無法發揮既有實力執行。無法發揮既有實力的原因，在於**自己認知情況的「想法」改變了**；正因自己必須表現得很好的「想法」引起精神、生理的變化，所以才會導致伴隨著情緒、感覺一起發生的身體過度活化反應。處於這種過度交感狀態下的實力，自然就會因為變得不穩定而容易失誤，而一旦這些失誤的經驗成為根深蒂固的記憶，實戰時的焦慮狀態便會從此定型為固定的習慣。

　　一個人是不可能瞬間從過度緊張的狀態轉換成自律神經系統的另一個模式：副交感狀態，好讓自己能夠進入放鬆狀態，所以亞歷山大技巧才會提出關於轉換認知的建議。藉此，可以讓人**從過度緊張的模式轉換至平衡模式**，也就是形成不超過的適當交感狀態，促使事情得以順利完成。

　　因此，亞歷山大技巧認為擺脫焦慮情況的方式，是轉換引發焦慮情況的第一步「自己的想法」，而不是立刻努力採取什麼行為。

　　我們已經以前文提及的「習慣不看球的高爾夫選手」為例，帶領各位認識了何謂過程導向與目標導向。即使情緒層面的習慣可能比動作層面的習慣來得更難應用，但依然可以嘗試採取相同的方式。

　　置身實戰情況時，很容易就會因聚焦於「我想要做好」的方式而對結果賦予意義。因此，我們必須將焦點轉移至「當下」，聚焦於當下這個時間點的「進行過程」。在前面的高爾夫球選手案例中，向各位介紹了關於如何在實際行為期間藉由觀察動覺（運動感覺）的方法探索進行過程的策略。假如交感神經已經因為令人焦慮的情境而變得過度活化時，比起觀察動覺，運用回想起那些能夠給予自己舒適經驗的環境訊息會是更好的方法。

　　當心跳聲聽起來太大聲時，便試著認知從自己頭部至天花板的高聳、寬闊空間；當焦慮不安的感覺越來越強烈時，便試著認知地面正在承托著自己的穩固支撐。透過諸如此類的方式轉換自己的想法，將注意力帶到此時、此地。

　　像這樣的轉換認知，不僅可以改善呼吸的品質，也能讓原本過度緊張的肌肉稍微放鬆。隨著緊張得到舒緩，肌肉的細微活動也會開始活化，進而逐漸找回平衡狀態並恢復姿勢恆定性的機制（參考 p.128）。如果能以這種方式改善活動的協調與控制，那麼自律神經系統自然也會慢慢找到穩定。

═══════════ **PRACTICE** ═══════════

模擬舞台恐懼症的情況

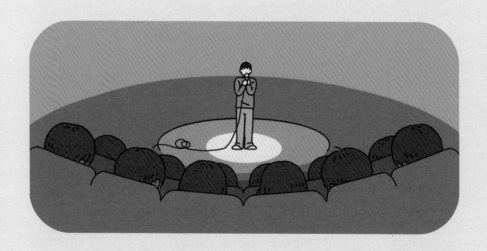

面對眼前的報告或表演時,任何人都會緊張得發抖。這種時候,不妨試著重新
覺察空間。

❶ 試著想像一下站在聽眾面前的表演舞台上的歌手，或是即將進行報告者的情境。

在模擬該情境的過程中，試著想像一下自己感受的身體感覺、體會、想法。

❷ 試著將專注於狂跳不已的心臟、過度活化的視覺等源自內部的認知，有意識地轉移至外部空間。

試著認知從自己頭部至天花板間的空間；認知從自己右半身至右側牆面，以及從左半身至左側牆面的空間。

❸ 透過雙腳接觸地面的扎根感覺，進而想像自己與地球重心的連結。認知來自地球重心給予雙腳的深層空間支撐。

認知從地球重心至天花板的整體空間。

❹ 如果已經順利將注意力專注於當下環繞自己的外部空間，接下來則是將注意力轉移至聽眾身上。

當聚焦視覺因緊張的情境造成視野縮小時，試著透過想起自己也有環繞視覺一事藉以放大視野。不要將視線只放在聽眾身上，而是擴展至超越聽眾以外的空間。

❺ 試著在唱歌或說話前想一想抑制。

試著在發出「積極不要」的訊息同時形成「不做也沒關係」的想法。

❻ 容許頸部、頭部、軀幹的引導，並且開始唱歌或說話。進行活動時，將「聲音只朝著聽眾的方向」的想法轉換為「也將聲音朝著自己身後的空間」。

假如已經是嚴重焦慮的情況時，則必須開始認知環繞自己的外部空間，而不是繼續觀察過度活化的動覺；接著，再將他人擴張至自己的空間延長線上，進而由外部得到穩定的支撐，會是相當有效的策略。最後則是以外部的支撐作為基礎，逐漸將認知轉換至內部的感覺，並且嘗試於過程中慢慢實踐抑制時，焦慮與恐懼也會開始減少，使得自己可以充分發揮與練習時一樣的實力。

改變心理習慣的根本方法

　　如果時刻都能在自己的生活中實踐些許的抑制與過程導向，定型的身體與心理習慣自然就會開始消失，進而成為心身有辦法互相溝通的「我」。藉由專注於自己可以控制的一切，**將不安感慢慢轉換成信任感後，「我做得到」的積極心態也會隨之茁壯**。像這樣透過亞歷山大技巧使我們對自己的心態變得不同，而後以不同於過往的態度看待自己，或許正是自主解決長久以來累積的心身問題的根本方法。

結語

　　至此，我們已經認識了呼吸與放鬆、姿勢與活動、習慣與生活技巧的亞歷山大技巧。最後雖是稍微抽象的主題，但我還是想要用「究竟該如何生活在現在這個時代？」來為本書作結。

　　以「現在、這裡、當下的我」存在著（presence），是自公元前以來便歷久不衰的熱門話題。然而，隨著文明的發展，不禁令人開始思考要以「清醒且有意識的我」活著是不是變得越來越困難了。近來，則更是如此。當我們看見厲害的藝術品、驚豔的自然景象時，比起真的靠自己當下的感覺體驗，多數人似乎都在忙著使用手機鏡頭拍照記錄、存檔吧？

　　置身於社群軟體蓬勃發展的時代，對這些媒體成癮的我們很容易就會偏重於對外展現出來的自己，而不是自己的本質。經過與他人在社群軟體展現出來的美好模樣比較後，往往只會讓自己對現實生活感到更加沮喪無力，於是也變得加倍極端地改編與包裝自己的原有模樣。

　　「失去本我」，或許正是現代的你我最熟悉的緊張、疼痛、睡眠障礙、憂鬱症、恐慌障礙等問題的根本原因。因此，這個時代的「活在當下」已經不再只是哲學與宗教的問題，而是必須從各種層面探究的，現代人為了生存的基本問題。

　　艾美‧柯蒂（Amy Cuddy）教授在其著作《姿勢決定你是誰》（Presence）中，將活在當下定義為能夠將自己真正的想法、感覺、價值、潛力引領至巔峰的身心協調狀態、所有感覺同時同意合而為一的狀態，以及說話、面部表情、姿勢、動作呈一體化的同步（synchronization）狀態。（Amy Cuddy,《Presence》）

　　不只以精神層面解釋活在當下的概念，而是主張所有感覺同步狀態、心身共存的觀點，令我留下深刻印象。這點與亞歷山大技巧認為的嘗試感受沒有感覺認知錯誤的真實自我、理性思考，是一脈相承的看法。

　　想要實現所有感覺同時同意合而為一的狀態，確實會讓人感覺有些困難。我們至今體驗過的臥姿、坐姿、站姿、走姿等活動也都是基於感

覺的同意才得以順利進行的活動，所以不妨試著回想一下這些經驗。如果能夠在如此平凡的日常生活姿勢與活動中體驗到各種感覺同時同意合而為一的狀態，自然就能一點一滴累積活在當下的感覺，進而將這種狀態延伸至整個人生。

每個當下都協調的身心

亞歷山大技巧中的「平衡位置」（poise），指的不只是姿勢、身體活動，而是囊括心理、情緒運用等全面的生活態度，可謂是亞歷山大技巧的目標方向。

平衡位置是個很難單憑三言兩語解釋清楚的詞彙。一般來說，若與用來指稱穩定、均衡的平衡（balance）比較時，平衡位置其實是超越實際平衡的動態狀態，也就是存在晃動的平衡狀態。試著想像一下置於指尖的雞蛋是如何保持平衡？儘管雞蛋看起來靜止不動，實際上卻正在以極細微的晃動抓穩重心。在亞歷山大技巧中，主要追求的人生態度即是與此類似的「**容許晃動**」。

我們在前文中認識的姿勢恆定性，意即不斷適應環境變化的穩定休息狀態（steady resting state），當然也不僅限於身體姿勢。

擺脫固定與僵硬模樣，進而容許晃動的自由狀態姿勢、活動，其實皆始於放下緊張的想法。脫離種種緊張的開放想法，將會拓展至自由的情緒表達、與他人的靈活溝通，以及與世界建立進一步的關係。

像這樣獲得容許的心理，自然就會對身體姿勢與活動，甚至是情緒、關係、人生態度等產生巨大的影響。雖然從容的心態與想法是人人崇尚的目標，但實踐卻往往不如說的容易。實際上，我們反而更容易被困在規範「自我」的框架之中。

擺脫規範「自我」的框架

與群體一起生活的這個社會，當然少不了用來規範自我的框架。

如果片面地以我自己為例，我是一名四十多歲的女性，目前在韓國生活，從事關於活動與心理、表達的研究與教育。規範我的「韓國人」、「四字頭」、「女性」框架，以及「研究員」、「教育者」的角色模型，在帶給我隸屬於某個群體的穩定感與歸屬感的同時，卻也形成了限制與約束。

規範各位的框架與角色模型又是什麼呢？這些框架侷限的會不會不只是思想，而是也一併限制了行為與態度呢？我在各種框架中找出最具代表性的部分，並且試著運用亞歷山大技巧的觀點整理出有助於你我擺脫框架的方法。

1）年齡（aging）

大家對於老化的想像是什麼？一旦上了年紀，就會開始彎腰駝背、雙眼看東西變得霧茫茫、渾身病痛、有氣無力……但這些想像都是事實嗎？會不會是我們對於老態的成見，才導致你我變得更老呢？人老後，確實會開始有些病痛，逐漸縮小的活動範圍也讓人變得更不想動，只是這麼做卻反而誘發更多的病痛。

不妨試著將聚焦於負面方向的「衰老」轉移至正面方向的「成長」吧！逐年增加的歲數非但滋養了人生的智慧與見識，而從中獲得的洞察能力更是與日俱增。

人生的洞察力不僅會烙印在精神上，也會存在身體上。即便身體的智慧會隨著年紀的增長而逐年累積，但生理的數值也會因為老化而開始下降，而這也代表著身體的生命力與適應力已經學會如何明智地與環境和諧共處。

不妨將我們在本章最前面認識的「抑制」概念以具體的方法應用

於年紀吧！意即我們不必費神阻擋年紀的增長，而是暫停去定義何謂衰老，然後像個歡迎無限可能性的孩子般，秉持時刻探險、摸索的態度。想要拋棄成見，並且時刻體驗新事物，固然是件難事，但此時，我們在前文認識的「內部感覺」便能適時發揮用處了。現在，我們就可以在這裡藉由自己的身體感覺自己的呼吸、重心等小地方開始體驗嶄新變化，作為這一切的起點。

負面方向的衰老 ━━➤ 正面方向的成長

2）性別（gender）：社會性別

「男孩喜歡藍色，女孩喜歡粉紅色。」

研究指出，這不是與生俱來的觀念，而是因為孩子在童年時期被刻意穿上了這些顏色的衣服。（Paoletti JB, Kregloh C,《The children's department》）

不只是衣服的顏色，在我們生活中，也存在著宣揚「走得／坐得／說話像個男人」、「走得／坐得／說話像個女人」等模式的文化。這些所謂的「像個男人」、「像個女人」除了會影響一個人的行為，也同時會為思考方式帶來影響；這些定型的想法，於是對性別形成了限制。我們再熟悉不過的「男兒有淚不輕彈」、「女人就該溫婉端莊」等說法，正是如實呈現這些定型與限制的範例。

亞歷山大技巧追求的自我模樣，指的是摘下這些社會性別面具的狀態，意即脫掉男性、女性的面具後，基於相同條件下的「人」的模樣。對於尚未懂得如何區分男性與女性的孩子而言，其思考與行為便不受任何限制。因此，**摘下性別角色的面具並回歸本我狀態，同樣是姿勢與活動的重要里程碑。**

說起男性，我們總是會聯想到張大雙腿的坐姿，而女性則是端正地併攏雙腿傾向一側。運用我們在〈坐姿〉章節學到的原始骨骼構造，將這些習慣的姿勢改以雙腳平行、膝蓋呈直角的方式坐坐看；接著，將姿

勢變化帶來的身體感覺體驗與「這既不是男性也不是女性，而是『我』的坐姿」的思維連結。單憑改變微不足道的坐姿，便能突破定型的思想產生變化。

像個男人、像個女人 ⟶ 像個人、像我

3）職業與工作

　　律師、醫師、演員、上班族……對我們來說，提起「工作」，大多離不開「職業」的框架。或許是因為我們從小被問的就是「你想要從事什麼工作？」而不是「你想要從事什麼職業？」才讓日漸熟悉這件事的你我一直被困在這樣的框架中。

　　我同樣也是基於對活動本質的好奇而開始了自己的學業，但在接連攻讀碩、博士學位後，原本滿滿的好奇心卻逐漸減少，而我甚至開始被完成博士學位後「必須成為教授」的目標導向意識束縛。於是，為了成為教授，我傾注心力鑽研可以累積實際成就的論文，而非自己真正有興趣的領域。

　　完成博士學位後，幸運的我的確在不久後便成為了自己曾經夢想的教授。只是，這份喜悅並沒有維持太久。隨著我必須忙於一名正常教授需要進行的研究與指導學生外的其他業務後，我才真正開始思考自己擅長與喜歡的事究竟是什麼。我大約就在這段時期因為環境的考量而辭去了教授的職務，但自己也在失去「教授」這個頭銜後，開始感到自尊感低落，因而度過了一段煎熬的日子。「我」這個人其實沒有任何改變，只是因為失去了頭銜，才讓我對自己不屑一顧罷了。越是如此，我越專注於思考「到底什麼才是自己真正想做的事？」我花了一些時間傾聽自己內心真正想做的事，而不是那些社會上普遍認為穩定的工作。「我」這個人喜歡教育，也享受表達的過程；後來，我才意識到自己原來可以從中獲得成就感。

即使沒有「教授」的頭銜，作為一名解說亞歷山大技巧的人、指導活動的人、創造某些新事物的人，已經足夠讓我成為有價值、感覺幸福的人，雖然我花了好多時間才終於領悟這一切⋯⋯

　　再加上，被困在「職業」這個名詞的緣故，過去無論是思想或身體都僵化不已的我也萌生了必須好好正視自己的力量。想開的我，也因為將「名詞的職業」轉變成為「動詞的工作」，而從「必須完成的人」變成了「正在完成的人」。就某些角度來看，從定型的名詞轉換成進行中的動詞，其實只是件再簡單不過的事。

　　對我來說，如此微不足道的這個想法之所以這麼困難、得花這麼多時間，是因為我被卡在「職業」的固有形象中，而且除此之外我看不到其他東西。

　　亞歷山大技巧中的抑制（擺脫單一答案，給予能夠「不要」的時間，以及容許選擇開啟的可能性），對我產生了很大的幫助。哪怕只是從椅子上由坐到站的動作，都能讓身體慢慢累積對抑制的經驗，而這些累積下來的時間也逐漸形成日常的習慣，並且對我的想法與價值觀、信念潛移默化。

　　當想要拋出「我相信的一切真實嗎？」這個問題時，首先得意識「相信著真實的自己」一事，即是我在實踐亞歷山大技巧的過程中認識的抑制。

　　我也想要問問各位——有沒有想做什麼事，或是有沒有什麼夢想？

　　以這個問題作為起點，請試著想像一下自己正在做這件事的模樣。

　　意即各位在做這件事時，舉手投足間是輕盈、享受，或是沉重、痛苦呢？

　　假如做這件事時，各位感受到的身體感覺是難受、辛苦的話，不妨試著這樣問問自己——「我真的想做這件事嗎？真的嗎？」像這樣在對自己拋出一個個問題的過程中，找出自己真正享受的事吧！

名詞的工作 ⟶ 動詞的工作，搭配抑制

己有辦法出版兼具理論與實務的本書，即是由這一切延伸出來的結果。

另外，我也要感謝我的每一位學生。在十一年間認識的許多學生們，面對這些難以解釋得非常清楚的微妙、細膩過程，一定時常覺得很難懂，卻願意完全接受，並且坦誠地分享，讓我也得以跟著學習與成長。與脫下面具的赤裸裸自我相遇的喜悅，為未曾意識的部位釋放緊張後隨之而來的歉疚與悲傷，在每個姿勢變化中明白這一切不是結束，而是開啟嶄新可能性後，我終於在又哭又笑間產生了能夠坦然面對自己的力量。

我也想在此感謝，為亞歷山大技巧可以在韓國被更多人認識貢獻良多的演員學生。

我的第一位演員學生是鄭有美，她能夠在普通人鄭有美與演員鄭有美之間精準掌握平衡，並且過著去蕪存菁生活的模樣，讓我也學到了許多。我在她期許自己能夠將認真學習的亞歷山大技巧融入演技的這段話中，一方面感受到她對演技純粹的熱情，另一方面也感謝她對亞歷山大技巧的重視。

感謝每一位 KATI 亞歷山大技巧國際指導者課程教授團與畢業生、在學生、老師們。包括書中的亞歷山大技巧活動照片與影片在內，都是靠著許多人的鼎力相助。在申請私人教育機構證照的過程中，我們都能愉快地將其視作「溫暖的共同體」、「快樂學校」，並肩完成每件事，每當我們一起參與大大小小的決策時，我都能從中感受到集體智慧的力量。在如此堅固的圍籬內，毋須孤軍奮戰的我因而得到了極大的支持。

在此也向 Minumin 出版社與鄭智英編輯、金多熙設計師致上深深的謝意。由於市面上沒有類似的書籍，因此我在撰寫過程中也無處依靠，但幸好有了兩位認真且專業的作業，才得以完成這本超乎預期的好書。

最後，感謝總是為我真誠祈禱的趙英好女士。

我期望能藉由這本書，將自己從眾多老師與學生們身上汲取的身體、心靈智慧，也完整地傳達給各位讀者。

2022 年，於春天來臨的長門路
金修延

參考文獻

《運動的學習與控制》，金善真，대한미디어，2017

《我們的身體裡有一條魚》，尼爾·蘇賓，金明南譯，김영사，2009（原文提及的韓國版）

《我們的身體裡有一條魚》（Your Inner Fish），尼爾·蘇賓（Neil Shubin），楊宗宏譯，天下文化，2009（台灣版）

《感與知》，安東尼歐·達馬吉歐，高賢碩譯，흐름출판，2021（原文提及的韓國版）

《感與知》（Feeling and Knowing: Making the Mind Conscious），安東尼歐·達馬吉歐（Antonio Damasio），李明芝譯，商周出版，2021（台灣版）

《亞歷山大技巧：身心運用的優化之道》，F. M. 亞歷山大，李文英譯，판미동，2017（原文提及的韓國版）

《亞歷山大技巧：身心運用的優化之道》（The Use of the Self），F.M. 亞歷山大（F. M. Alexander），彭建翔、黃詩雲譯，心靈工坊，2019（台灣版）

《解剖列車》，湯瑪士·麥爾，金成煥譯，영인미디어，2021（原文提及的韓國版）
《解剖列車》（Anatomy Trains），湯瑪士·麥爾（Thomas Mayers），王偉全、王朝慶、邱熙亭、蔡忠憲譯，台灣愛思唯爾，2021（台灣版）

Amy Cuddy, 《Presence: Bringing Your Boldest Self to Your Biggest Challenges》, Little, Brown Spark, 2018.

Arnsten, A. F. T., 〈Stress weakens prefrontal networks: molecular insults to higher cognition〉, Nature Neuroscience, 18, 2015.

Crane, E. A., 〈Measures of emotion: How feelings are expressed in the body and face during walking〉, 2009.

Robin Simmons, 《The Evolution of Movement: A Guide to the Procedures Originated by Raymond Dart》, Mouritz, 2018.

Dart, R. A., 〈Voluntary musculature in the human body; the double-spiral arrangement〉, The British Journal of Physical Medicine, 13 (12), 1950.

F. M. Alexander, 《Constructive Conscious Control of the Individual》, Mouritz, 2004.

F. M. Alexander, 《Man's Supreme Inheritance: Conscious Guidance and Control in Relation to Human Evolution in Civilization》, Independently published, 2019.

F. M. Alexander, 《The Universal Constant in Living》, Mouritz, 2000.

Eric Franklin, 《Dynamic Alignment Through Imagery》, Human Kinetics, 2012.

Leakey, M. D., 〈Footprints in the ashes of time〉, National Geographic, 155(4), 1979.

Liqing Cui, Shun Li & Tingshao Zhu, 〈Emotion detection from natural walking〉, 2016.

McCarty, R. 〈The fight-or-flight response: a cornerstone of stress research〉, San Diego:Elsevier, 2016b.

Paoletti JB, Kregloh C, 〈The children's department〉, Smithsonian Institution Press, 1989.

Penelope Easten, 《Lesson with Miss Goldie》

Scarr, G., 〈A model of the cranial vault as a tensegrity structure, and its significance to normal and abnormal cranial development〉, International Journal of Osteopathic Medicine, 11 (3), 2008

Timothy W. Cacciatore, Patrick M. Johnson, and Rajal G. Cohen, 〈Potential Mechanisms of the Alexander Technique〉, Human Kinetics, 2020.

Walter Carrington, 《Thinking Aloud: Talks on Teaching the Alexander Technique》, Mornum Time Press, 1994.

Wilfred Barlow, 《Postural Homeostasis》, Mouritz. 2014

Wilfred Barlow, 《The Alexander Technique》, Healing Arts Press, 1991.

你就是身體之神

처음 만나는 알렉산더 테크닉

韓國首席亞歷山大技巧教練
傳授調整失衡身心、正確使用身體的新概念運動

作者	金修延
譯者	王品涵
主編	蔡曉玲
封面設計	FE Design
內頁設計	賴姵伶
校對	黃薇霓

發行人	王榮文
出版發行	遠流出版事業股份有限公司
地址	臺北市中山北路一段 11 號 13 樓
客服電話	02-2571-0297
傳真	02-2571-0197
郵撥	0189456-1
著作權顧問	蕭雄淋律師

2023 年 4 月 1 日　初版一刷
定價新台幣 600 元
（如有缺頁或破損，請寄回更換）
有著作權 · 侵害必究
Printed in Taiwan
ISBN：978-626-361-042-2
遠流博識網 http://www.ylib.com
E-mail: ylib@ylib.com

國家圖書館出版品預行編目 (CIP) 資料

你就是身體之神：韓國首席亞歷山大技巧教練，傳授調整失衡身心、正確使用身體的
新概念運動 / 金修延著；王品涵譯 . -- 初版 . -- 臺北市：遠流出版事業股份有限公司，
2023.04
面；　公分
譯自：처음 만나는 알렉산더 테크닉
ISBN 978-626-361-042-2(平裝)
1.CST: 姿勢 2.CST: 健康法 3.CST: 運動健康
411.75　　　　　　　112003072

轉換認知，從緊張到平衡

　　無論是練習時明明近乎完美的演奏，但只要一站上舞台就會發生失誤的演奏家，或是每次參加大賽就會因為過度緊張而無法發揮正常實力的運動選手、站在大家面前報告就會感到不安的學生與上班族，都是相當常見的情況。其實，這些焦慮與恐懼也可以稱為一種「心理習慣」。在亞歷山大技巧中，會建議這些人藉由轉換認知達到轉換心理。

　　焦慮與恐懼的情況，正是驅動戰鬥－逃跑反應的情境。由於自律神經系統處於清醒狀態／交感狀態，因此會出現心跳加速與瞳孔放大、肌肉過度緊張等情況；意即生理反應機制進入警戒狀態。

　　假如一個人可以在練習時演奏、運動、報告得很好，代表他／她確實擁有相當實力完成這件事；也就意味著他／她不是在實戰時突然失去實力，而是無法發揮既有實力執行。無法發揮既有實力的原因，在於**自己認知情況的「想法」改變了**；正因自己必須表現得很好的「想法」引起精神、生理的變化，所以才會導致伴隨著情緒、感覺一起發生的身體過度活化反應。處於這種過度交感狀態下的實力，自然就會因為變得不穩定而容易失誤，而一旦這些失誤的經驗成為根深蒂固的記憶，實戰時的焦慮狀態便會從此定型為固定的習慣。

　　一個人是不可能瞬間從過度緊張的狀態轉換成自律神經系統的另一個模式：副交感狀態，好讓自己能夠進入放鬆狀態，所以亞歷山大技巧才會提出關於**轉換認知**的建議。藉此，可以讓人**從過度緊張的模式轉換至平衡模式**，也就是形成不超過的適當交感狀態，促使事情得以順利完成。

　　因此，亞歷山大技巧認為擺脫焦慮情況的方式，是轉換引發焦慮情況的第一步「自己的想法」，而不是立刻努力採取什麼行為。

❶ 試著想像一下，自己正在搭乘上午八點擠滿人群的捷運，而且前、後、左、右的陌生人統統緊貼著自己的身體。

　　透過模擬這個情境，試著想像一下自己感受到的身體感覺、體會、想法。

❷ 試著將在狹窄空間內容易集中的注意力轉移到自己與他人貼近站立的位置，以及正在與自己的呼吸一起活動的「我的肋骨」。

　　認知肋骨正在隨著呼氣與吸氣，像水桶提把或輕盈的羽毛般活動。同時，覺察雖然自己的外部空間狹窄，但自己的內部依然存在許多空間一事。

❸ 將自己集中於與他人緊密接觸的周圍空間的注意力，轉移至正在踩踏著地面的「我的雙腳」。

　　試著認知自己的雙腳間存在相當寬闊的空間一事；將注意力聚焦於自己的雙腳正隨著捷運移動而默默維持平衡的雙腳內感覺。

　　每當雙腳的重心移動時，便試著觀察腳部、骨盆、脊椎、頭部整體一起隨之活動的狀態，並且試著接收源於自己肌肉活動的反饋訊息。

• 請應用於實際情況。

如果能夠藉由模擬情境重新覺察身體感覺，那麼就算身處在混亂的捷運上，也可以減少些許壓力。